U0229609

译文经典

精神疾病与心理学

Maladie mentale et psychologie

Michel Foucault

〔法〕米歇尔·福柯 著

王杨 译

上海译文出版社

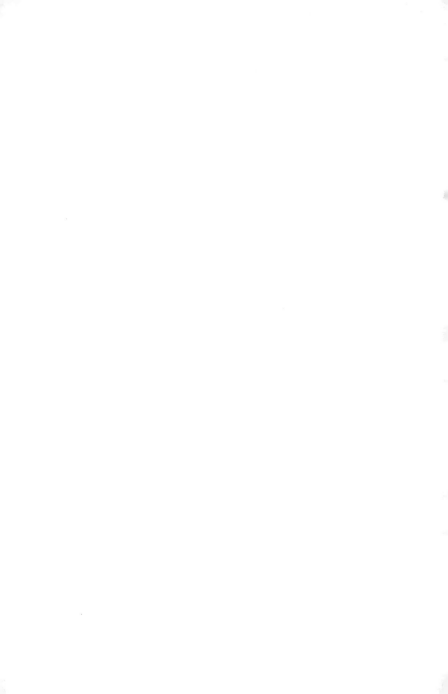

序　言

借本书再版之机，以一篇短序介绍本书在福柯一生著作中的独特地位，它对福柯一生思想历程的揭示作用和今天阅读它的意义。

诸多迹象表明，这是一本遭作者本人厌弃的书，然而作者厌弃它却绝非因为自悔少作。《精神疾病与心理学》这本书原名《精神疾病与人格》，于1954年出版。它并非福柯的处女作，因为此前福柯还曾参与翻译并出版了宾斯万格的《梦与存在》，并为之撰写了比正文还长的序言。但毫无疑问，它是福柯正式出版的第一部专著。那么为什么说福柯厌弃这本书呢？

上世纪 40 年代末，年轻的福柯已在巴黎索邦大学获得了哲学和心理学两个学士学位，并进入巴黎高等师范学院准备教师资格考试。在高师期间，福柯的才华和兴趣引起了阿尔都塞的注意，两人师友关系紧密。1951 年，福柯通过了教师资格考试，获得疾病心理学学位，经阿尔都塞邀请，留在高师教授心理学。任教期间，福柯展示出了超凡的口才，常令学生和同事惊叹。保存下来的福柯的影音资料能够证实这一点：即便是即兴的讲课或访谈，福柯也能保证让自己的言论有与写作一样严谨的逻辑和清晰的条理。正是在这样的情况下，同样是经阿尔都塞邀请，福柯撰写了本书的初版。

然而，福柯对这本书不甚满意，出版不久就明确表示拒绝该书的重印。不过，这本书在 1962 年的再版起码说明它在读者中反响并不坏，对它不满的恐怕只有福柯自己。因此，该书再版时，福柯对它做了大量的修改，并改变了书名。可是，新版依旧不能让福柯满意，不久他便表示拒绝该书被翻译成外文。等到上世纪70年代末80年代初福柯撰写《性史》第二卷《快感的运用》时，人们才了解到福柯对《精神疾病与心理学》不满的原因是什么。在《快感的运用》初稿的前言中，福柯回顾了自己这第一部专著。他指出，他当时的研究目标是在历史中探究人类的经验形式。在当时的学术环境中，做这样的研究要动用两种不同的方法：一方面通过哲学人类学的方法对人、对人的经验做准确的定义；另一方面通过历史研究方法确定人类经验形式产生的条件。很明显，《精神疾病与心理学》一书的两个部分正分别对应这两方面的工作。福柯对1954年初版的不满在于第一部分工作太弱[①]，而第二部分又陷

---

① 我们能够看到，从疾病的本体论到人格的整体论，从发展观到历史观，福柯在本书的第一部分中只是将笔锋落在传统的焦虑概念之上，无法向前更进一步。——译者

入了当时流行的马克思主义历史研究方法①。因此再版修改时，福柯自问是否能绕过这两种方法而单纯地研究经验形式的历史性。那么，福柯对1962年第二版的不满就是因为他认为自己没能成功地做到这一点。不仅如此，《快感的运用》出版时，福柯将其前言中对《精神疾病与心理学》回顾的一段也删掉了。可见在福柯心中，《精神疾病与心理学》应被遗忘，他学术生涯的真正开始应为《疯癫史》。

不过，读者不应以福柯自己的眼光看待这本书。福柯对它的不满意既非对象的无趣，又非文笔的枯燥，更加不是因为结论的平庸，而只是在当时的条件下没能在方法上做出突破。实际上，正是这两次"失败"让本书拥有了无与伦比的作品生成学价值，让后人能够清晰地看到大师思想之路的起点。关于这一点，可以从三个方面来说明。首先，从初版到再版，第一

---

① 1954年初版第二部分的标题是马克思主义色彩浓厚的"疾病的条件"，即社会经济条件，而在1962年再版时这个标题改成了"疯癫与文化"。

部分的改动比较小，原因在于对人和人的经验的整体定义难以实现，这也间接地预示了福柯后来宣扬的"人之死"和他对阐释学传统试图将人文科学建设成真正的科学的怀疑。今天再看，本书的第一部分既是福柯对自己以前学习过并对他产生过影响的知识的总结，也是对这些知识的告别。其次，再版时第二部分的改动很大，已让读者有阅读《疯癫史》之感，而且更有趣的是，本书再版之时，令福柯满意的《疯癫史》已然写成。可面对此书，作者却为何无能为力呢？答案恐怕只能到风格中去找。《精神疾病与心理学》的双部分结构符合传统学术著作先陈列已知再开辟新域的习惯，也许正是这种习惯限制了福柯在方法上的突破。待到《词与物》问世，福柯能用整整第一章去描绘一幅画作之时，风格改变对福柯在方法突破上的作用便显而易见了。最后，从初版到再版，本书的两个部分从并列关系变成了一种"逃逸"的关系。第二部分在逃离第一部分，就像福柯自己说的："在发展中，是过去推动现在，使现在成为可能；在历史中，是当前脱离了过去，给过去一个含义，使它可以被理解。"作为佐证，在本书初版问世的同一时期，福柯还有个三次"逃逸"举动：脱党、离职、出国①。身心合一，似乎逃逸正是福柯在学术方法上获得突破的途径。出国后《疯癫史》在瑞典的顺利完成，预示着福柯后来开创的历史考古和言论分析的方法正在酝酿。也许，福柯所追求的历史性就是逃离后的赋义。不仅如此，对传统的教学方式和学术氛围心生厌倦，福柯的一系列逃逸举动也预示着他在不久的将来将成为法国先锋派学者中的领军人物，并且他会在法兰西公学院的教学模式下如鱼得水。

最后还有一个问题需要回答：为什么要研究精神疾病呢？这与福柯的性取向和他因此所受的压力有关，与他抑郁和自杀的经历有关，还是仅仅因为他学习心理学并在精神病医

---

① 福柯于 1953 年脱离法国共产党，于 1954 年辞去巴黎高师的教职，离开法国，开始了 6 年的国外生活。——译者

院实习过？其实，从传播的角度看，福柯著作在中国乃至在全世界的推广都遵循着一种"兴奋后的冷静"的模式，即先在普通读者中间引起强烈反响和追捧，大有让读者"以读福柯为荣"之势；然后才引发严肃的学术讨论和研究。而福柯著作的读者缘也正是因为其研究对象往往是社会中的禁忌（疯癫、监狱、性、权力），其研究方法在传统学术眼光看来也是离经叛道的。即便是在今天，福柯的一些言论也还是耸人听闻的。例如在一次电视采访中，福柯曾提出过这样两个假设：一）刑法系统的最主要作用也许是为警察系统提供合法性；二）庭审中嫌犯的供认之所以是法官的最高追求，也许是因为法官需要嫌犯的供认来洗白自己对他人自由的剥夺。那么，福柯究竟为什么要研究这些边缘且禁忌的对象呢？人如其书，就像前面说的，福柯是一个经常将自己从过去抽离出来再回头给过去赋予含义的人。有影音资料记录下了这样的回顾总结，能让我们听听福柯自己如何看待"什么是福柯"这一问题。

在一次电视采访中福柯指出，从古希腊时期开始，西方文明就对疯癫的经验并不陌生，在近两千年的历史中，疯子的形象既存在于人们的生活中又存在于各种文化产物中。然而疯癫何以在 19 世纪才成为科学研究的对象，这个问题一直让福柯困扰。熟悉史料的他发现，从 17 世纪开始，疯子以及社会其他边缘人开始被禁闭起来，而这种禁闭也许正是疯癫成为科学研究对象的条件。福柯进而提出，西方文明自我标榜的文化兼容性也许只是虚妄的，西方文明的知识来源和条件可能正是对知识对象的隔离。从这个思路来看，像本书这样先交代知识再说明它们的产生条件确实很难实现福柯预期的效果。在另一次电视采访中，福柯对自己的思想旅程又做了更加丰富的说明。他指出，上世纪 50 年代的法国学术圈中三种方法或风格成鼎立之势，但各有缺陷：现象学为研究具体事物提供了方法，但其研究对象范围太狭隘，学院味太浓；马克思主义理论为历史研究提供了方法，然而学者们关注马克思经典著作多于关注具体历史问题的研究，使得其具体的分析工具很有限；科学史试图为人类理性立传，却难以解释新的研究对象的出现条件。福柯认为自己处在这三个流派及其缺陷的交叉点上：与其从疯子的内部研究疯子的意识，他从外部研究社会和文明对疯癫这一现象的体验，丰富现象学的研究对象；与其照搬马克思主义理论有限的历史分析工具，他力图为疯癫经验量身定做合适的研究方法；进而解决新的研究对象如何出现这一科学史难题。在谈到自己为什么选择边缘和禁忌对象时，福柯指出，他那一代人受巴塔耶、布朗肖等文学领域的作家以及他们对"边缘经验"的文学发掘影响很深。作为学术研究的对象，这样的边缘经验很少受到社会和文化对它们的正面的价值浸染，这更加有利于得出客观的研究结果。

所有这一切，细心的读者都能在本书中找到蛛丝马迹，这岂不是本书在今天最独特的价值！换句话说，除了学术价值，我们今天还应关注这本著作的文献价值，这也是译者在翻译这本书时的深刻体会。

最后，愿本书的出版和再版为福柯著作在我国的传播做出有益的补充，为福柯思想在我国的研究提供有价值的线索。

译者于巴黎

目 录

引 言 …………………………………… 001

第一章 精神医学与器质性医学 ……… 001

第一部分 精神疾病的心理方面

第二章 疾病与发展 ………………… 025
第三章 疾病与个人历史 …………… 049
第四章 疾病与存在 ………………… 073

第二部分 疯癫与文化

引 言 …………………………………… 100
第五章 精神疾病的历史构成 ………… 107
第六章 疯癫,总体结构 …………… 127
结 论 …………………………………… 143
精神病学史大事年表 ………………… 146

引　言

　　精神病理学有两个问题值得提出：我们在哪些条件下才能在心理学领域中谈疾病？对精神病理学现象和器质性病理学现象之间的关系，我们能作出哪些定义？所有心理病理学都围绕着这两个问题展开：异质心理学拒绝以正常心理学的术语解读病态意识的各种结构，就像布隆代尔（Charles Blondel）所做的那样；相反，分析心理学或现象心理学则寻求在正常与疾病之间产生分别以前的含义中重新掌握一切举止（conduite），哪怕是荒唐举止的可理解性。在心理发生与机体发生之间的激烈论战中也有类似的分置：全身瘫痪被发现以来的器质性病因学研究，如梅毒病因；或在 19 世纪末被定义为癔症症候群的、无器质性基础的错乱之上对心理因果关系的分析①。

这些问题不知道被重提过多少次，如今再提叫人气馁，而且总结由这些问题引起的争论可能是无益的。然而值得我们思索的是，产生这种尴尬局面的原因，难道不是因为我们在精神病理学和器质性病理学中赋予了疾病、症状、病因这些概念以同样的含义吗？如果说定义心理疾病和心理健康如此困难，难道不是因为我们徒劳无益地把同样应用于人体医学的概念大量地应用在心理问题之中吗？在重新找回机体紊乱与人格变质之间的统一性中所遇到的困难，难道不是源于我们为它们假设了同一种结构吗？在精神病理学和器质性病理学

① 在本书中，福柯频繁使用冒号和分号，对此我们不做改动，仅提醒读者，本书中的冒号相当于"如"，分号用于分隔多个例子。——译者

之外，还有一个一般性的、抽象的病理学统治着它们。这一病理学强加给它们相同概念的同时强加了同样多的偏见，在给它们指定了相同的方法以后也指定了同样多的公设。我们想要指出的是，精神病理学的根不能在某种"元病理学"（métapathologie）中找，而是要在人与疯子和真正的人之间的、定位在历史中的某种关系中找。

然而，简短的总结还是必要的，这既是为了回顾传统或新近心理病理学是如何形成的，也是为了指出精神医学应意识到哪些先决条件，以获得前所未有的严谨。

第一章　精神医学与器质性医学

我们刚刚谈到的这种一般性的病理学的发展主要分为两个阶段。

就像器质性医学一样，精神医学首先试图在显示出疾病的各种迹象的协调组合中解译疾病的本质。它建立了一个症状学，并在其中记录某种疾病与某种病态表现之间恒定的，或者只是常见的关联：听觉幻觉是某种妄想结构的症状；精神混乱是某种精神错乱形式的迹象。另一方面，精神医学还建立了一个疾病分类学，用以分析疾病的各种形式，描述疾病的发展阶段，并描绘出疾病可能有的各个变种：人们可以区分急性病和慢性病；人们还可以描述症状的间歇性表现、症状与症状之间的交替，以及患病期间各种症状的发展。

将这些传统上的描述图解化是有好处的，不只是可以用作例子，还可以固定这些传统上被使用的术语的初始含义。为此，我们将借用本世纪初发表的几部作品中的描述，这些描述虽陈旧，但不应让我们忘记它们曾经既是结果又是起点。

迪普雷（Ernest Dupré）这样定义癔症："癔症是一种状态，在这种状态中，想象与暗示感受性的力量同被我称为精神延展性的身体与精神之间的这种特殊协同作用结合，导致病人对疾病症候群的或多或少有意的模拟，导致病人无法与装病者相区别的官能紊乱的现象延展性组织。"① 因此，这

① 迪普雷，《情感的构成》（*La constitution émotive*），1911。

个传统定义将暗示感受性，以及像瘫痪、感觉缺失、厌食这些没有器质性基础，唯独有一个心理根源的错乱的出现指定为癔症的主要症状。

自让内（Pierre Janet）的研究起，精神衰弱症就以伴随着器质性痕迹（肌肉无力、肠胃失调、头痛）的神经衰竭为特征；它被认为是一种精神上的衰弱（易疲劳、无力于做出努力、面对障碍时的慌乱；难以融入现实和现在：即让内所说的"现实功能缺失"）；最后，它还被认为是易感性的错乱（悲伤、焦虑、阵发性忧郁）。

强迫症："在一种惯常的精神状态中出现的犹豫、怀疑和不安，表现形式为间歇性阵发和多样的强迫——冲动。"①人们区分恐惧症和强迫性神经症，前者以在特定对象②面前

---

① 戴尔马（André Delmas），《精神病学实践》（*La pratique psychiatrique*），1929。
② Objet 可被翻译成"对象"或"物件"，前者包含后者，此处我们取语义面更广的"对象"。——译者

的阵发性焦虑的发作为特征（面对空旷空间时的广场恐惧症），后者主要以病人针对其焦虑而设立的防御为标志（惯常的谨慎、祈求的举动）。

躁狂症与抑郁症：被马尼昂（Valentin Magnan）称作"间歇性疯癫"的这种疾病形式是这样的，在这种疾病形式中，人们能够看到两个原本对立的症候群以或长或短的间隔交替：躁狂症症候群和抑郁症症候群。前者包含动力的躁动，这是一种欣喜的或恼怒的情绪，一种以言语的重复且不连贯、联想的迅速和想法的流失为特征的精神兴奋。相反，抑郁症表现得像一种在悲伤背景上的动力迟钝，并伴随着精神减弱。躁狂症与抑郁症之间有时是相互隔绝的，但通常它们被一个规律的或不规律的交替系统连接，吉尔贝·巴莱（Gilbert Ballet）已勾勒出了这个系统的不同侧面①。

---

① 吉尔贝·巴莱，"周期性精神病"（La psychose périodique），《心理学报》（Journal de Psychologie），1909—1910。

偏执狂：在情感兴奋（骄傲、嫉妒）和心理活动过度的背景上，我们看到有一种系统化的、结构严密的、无幻觉的妄想发展起来，并在夸大、迫害和要求这些主题在逻辑上的虚假统一中结晶。

慢性幻觉型精神病也是一种能令人产生妄想的精神病；但是在这种精神病中，妄想不够系统化，结构往往不够严密；夸大的主题到后来在一种人物的孩童般的兴奋中吸收了所有其他的主题；最后，而且尤其要注意到这一点，这种妄想要靠幻觉来维持。

青春期精神分裂症这种青少年时期的精神病在传统上被定义成一种智力的和动力的兴奋（饶舌、造生词、双关语；矫饰和冲动）、幻觉和一种多态性逐渐降低的无序妄想。

紧张症可以从主体的违拗症［缄默症、拒食、被克雷佩林（Emil Kraepelin）称为"意志障碍"的现象］中识别出来，也可以从主体的暗示感受性（肌肉的消极性、对被强制的态度的维持、共鸣性回应）中识别出来，最后它还可以从刻板的反应和冲动的爆发高潮中识别出来（突然的动力释放似乎超出了由疾病设立的所有障碍）。

克雷佩林观察到，最后这三种出现在疾病发展相当早期的疾病形式有向痴呆，即向心理生活的完全破坏发展的趋势（妄想逐渐变少，幻觉有让位给不连贯的梦样谵妄的趋势，主体的人格陷于支离破碎），因而他将这三种疾病形式归到早发性痴呆这个共同的名称下①。被布洛伊勒（Eugen Bleuler）重新使用并扩展到一些偏执狂形式上的正是这同一个疾病分类实体②；他为所有这些疾病形式起名为精神分裂症，在总体上，这种疾病以联想的正常协调的混乱为特征——就像一种思想流的碎裂（Spaltung）——而另一方面，

① 克雷佩林，《精神病学纲要》（*Lehrbuch der Psychiatrie*），1889。
② E·布洛伊勒，《早发性痴呆或精神分裂症群》（*Dementia praecox oder Gruppe der Schizophrenien*），1911。

这种疾病也以同周围环境的情感接触的中断，以无法进入与他人情感生活的自发交流为特征（孤独症）。

以上这些分析与器质性病理学的分析有着相同的概念结构：两种病理学都用同样的方法将各种症状分配到不同的疾病分类，并定义重要的疾病实体。然而，我们在这种唯一的方法背后看到的，是两个都与疾病的性质有关的公设。

首先，人们提出，疾病是一种本质，是一种可通过表现它的症状识别出来的，但是先于这些症状而存在的，也就是在某种程度上独立于这些症状的特别的实体；以这个公设为基础，人们就会描述说，在强迫症状下隐藏着一个精神分裂症的背景；人们也会谈到被掩盖了的妄想；在一次躁狂发作或一个抑郁期背后，人们还会假设有一种躁狂——抑郁性疯癫的实体。

在这个认为疾病是本质的偏见旁边，还有一个自然主义的公设，就好像是为了矫正前一种偏见中包含的抽象一样，这个自然主义的公设将疾病作植物学类别式的描述；人们假设，在症状的多态性背后，每个疾病分类类型都具有统一性，就像一个以其固定的特性而定义，并在其子类型中变得多样化的物种的统一性一样；这样，早发性痴呆就像一个以其自然进化的最高形式为特征的物种，而它也能表现出青春期精神分裂症、紧张症或偏执狂的变种。

如果我们用与器质性疾病相同的概念方法定义精神疾病，如果我们像分离和集中生理症状一样分离和集中心理症状，那首先是因为我们把疾病，不管是精神的还是器质性的，看作是由特别的症状表现出来的自然本质。因此，在这两种病理学形式之间没有实际的统一性，有的只是由这两个公设在它们之间建立的抽象的相似性而已。而人的统一性和身心的全体性的问题依然是完全敞开的。

* * *

正是这个沉重的问题促使病理学转向了新的方法和新的概念。一种器质和心理的全体性概念彻底摧毁了把疾病视为特异实体的公设。疾病作为独立的实在逐渐被遗忘，人们放弃了让它在各种症状面前扮演一个自然物种的角色，也放弃了让它在机体面前扮演一个陌生的身体的角色。相反，人们开始优先考虑个体的总体反应；疾病不再以一种自主的实在的姿态介于病态过程和机体的一般运行之间；人们只是把它设想成患病个体前途上的一个抽象剖面。

为提醒起见，在器质性病理学领域里，我们应注意到目前由激素调节及其紊乱所扮演的角色，注意到植物性中枢已得到认可的重要性，如控制这些激素调节的第三脑室区。我们知道，勒里什（René Leriche）着重地强调了疾病过程的总体特征，以及以组织病理学代替细胞病理学的必要性。在塞里（Hans Selyé）那边，通过对"适应性疾病"的描述，他让我们了解到，疾病现象的本质要到作为机体对来自外界的侵袭和"压抑"的总体回应的所有神经反应和植物性反应中去寻找。

在精神病理学领域中，人们也给予心理总体性概念以同样的优先考虑；疾病可能是人格的内在变质，是人格结构的内部破坏，是人格前途的逐渐偏移；疾病只在一个有结构的人格中才可能有实在和含义。在这个方向上，人们致力于根据人格紊乱的程度来定义精神疾病，并且人们最终将精神错乱分成了两大类型：神经症和精神病。

1）精神病这种人格在总体上的紊乱包括：思想的错乱（躁狂症中流失、消逝、在声音或词语游戏的联想上游走的思想；精神分裂症中跳跃的思想，它跳过中间阶段，断断续续地或在反差中进行）；情感生活和情绪的总体变质（精神分裂症中情感联系的中断；躁狂症或抑郁症中大量的情绪着色）；意识控制的紊乱，批判能力对不同观点和变形的客观评判的紊乱（偏执狂中的妄想性信仰，在这种信仰中，解读系统预先给出其准确性的证据，并因此抵制一切讨论；类偏执狂患者对其幻觉经历的独特性的漠不关心，他以为这种幻觉经历对他来说是显然的）；

2) 相反，在神经症中被触及的只是人格的一个区域：强迫症患者对这个或那个物件所做的仪式性行为，恐惧性神经症中由某种情况引发的焦虑。但是思想的运行在结构上保持完整，尽管精神衰弱症患者的思想运行较为缓慢；情感联系依然存在，甚至在癔症患者那里，这种情感联系有可能被夸张到敏感的地步；最后，即使神经症患者表现出与癔症患者相同的意识阻塞，或与强迫症患者相同的难以抑制的冲动，他依然保留着对自己的病态现象清醒的批判意识。

一般来讲，人们把偏执狂和整个精神分裂类型，及其类偏执狂的、青春期精神分裂症的和紧张症的症候群看作是精神病；把精神衰弱症、癔症、强迫症、焦虑性神经症和恐惧性神经症看作是神经症。

这样一来，人格这个要素便成了疾病发展的场所，也成了用于判断疾病的标准；它同时是疾病的实在和衡量标准。

在全体性概念的这种优先地位之中，我们看到了向具体病理学的回归，也看到了将精神病理学领域和器质性病理学领域确立为唯一一个领域的可能性。其实，这两种类型的疾病难道不是以不同的途径指向同一个人类个体的实在吗？通过对这个全体性概念的确立，它们难道没有同时因其方法的相似性和对象的统一性而相互靠拢吗？

戈尔德斯坦（Kurt Goldstein）的著作可能会说明这一点。在精神医学和器质性医学的边界上研究如失语症这种神经病症候群时，他既拒绝用局部病变解释器质性问题，又拒绝用智力的总体缺陷做心理学解读。他指出，大脑皮层的外伤后病变能改变个体对其环境的回应风格；功能性损伤能限制机体的适应可能性，同时也在其行为中抹去了某些态度的可能性。当一个失语症患者无法叫出摆在他面前的一个物件的名字，而在他需要的情况下又能要求这个物件的时候，我们不能根据缺陷（机体或心理上的废除）来把这种情况描述成一种绝对意义上的实在。因为面对世界，他不再有能力采取一种态度；不再拥有一种让他不是靠近物件然后抓住它（greifen），而是与它保持距离，把它指给人看和指示它（zeigen）[1]的命名的可能。

不管这些原始的名称是心理学的还是器质性的，疾病涉及的总是处在世界中的个体的总体情况；它不是一个生理或心理的本质，而是处在心理和生理的总体之中的个体的一般性回应。因此，在医学分析的所有这些近期形式中，我们可以解读出唯一的一个含义：我们越是把人的存在统一性看成一个整体，疾病作为特异统一性的实在便消失得越快；同

---

[1] 戈尔德斯坦，《心理学报》，1933。

时，为了替换对疾病的自然形式的分析，对以疾病的方式回应其处境的个体的描述也就越加必要。

通过它所保证的统一性和它消除的问题，全体性这个概念完全能够给病理学带来一个概念上愉悦的新气象。或远或近地从戈尔德斯坦那里汲取灵感的人们想要利用的，正是这个新气象。但不幸的是，满足感与严谨却没有站在同一边。

*　*　*

相反，我们想要指出，精神病理学要求有区别于器质性病理学的分析方法，认为"身体疾病"与"精神疾病"具有相同的含义，这只是一种人工的语言嫁接。在心理领域和生理领域中使用相同方法和概念的一个统一的病理学在今天只是一个空想，尽管身体与精神的统一是现实。

1) 抽象。在器质性病理学中，越过疾病回到病人的主题并不排除能够在疾病现象中抽取条件和结果，抽取密集出现的过程和独特反应的严格客观评判。解剖学和生理学正是向医学提供了一种允许在机体的全体性背景上做合理的抽象的分析方法。的确，塞里的病理学比任何其他病理学都更强调每个节段现象与机体整体之间的连带性；但这不是为了使节段现象与机体整体消失在它们的单一性之中，也不是为了揭露它们内部的一种武断的抽象。相反，这是为了让各种独特现象在一个总体的协调中找到顺序，例如，是为了说明与伤寒损伤类似的肠损伤在一系列激素紊乱中占有自己的位置，因为这些紊乱中的一个基本要素是肾上腺皮质功能的混乱。器质性病理学给予全体性概念的重视既不排斥对各种孤立要素所做的抽象，也不排斥因果分析；相反，它让抽象更加有效，让对因果关系的确定更加真实。

然而，心理学从来没能向精神病学提供像生理学向医学提供的东西：即通过规定错乱的范围，能够让人们考虑这种损害与人格整体的功能性关系的分析工具。的确，心理生活的协调似乎以一种与机体的协调不同的方式被保证；在心理生活中，节段的整合趋向于一种令每个节段都成为可能的统一性，但是这种整合要在每个节段上概括和思考：这就是心理学家们在他们从现象学中借来的词汇中所称的举止的有含义的统一性，这种统一性在每个要素中——梦、罪行、无理由的举动、自由的联想——都藏入了一个存在的一般面貌、风格、其整个先前的历史和偶然的牵连。因此，心理学和生理学中的抽象工作不能以相同的方式来做；而且在器质性病理学和精神病理学中，对病态错乱的范围界定要求有不同的方法。

2）正常与疾病。医学发现，疾病现象和正常现象之间的界限逐渐变得模糊；或者更准确地说，医学更加清楚地理解到，临床名目表不是对非正常现象、对生理"怪胎"的收集，也部分地由根据其标准而运转的机体的正常机制和适应性反应构成。如勒里什所说，股骨骨折后的尿钙过多是一种处于"组织可能性行列中的"①机体应答：这是机体在以一种有序的方式回应疾病损害，就好像是为了修复这种损害一样。但是我们不要忘记：这些思考建立在对机体的生理可能性的协调规划之上；而且实际上，对疾病的正常机制的分析能让人更好地认清疾病损害的影响，并通过机体正常的潜在性，让人更好地了解机体的复原能力：就好像疾病被记录在正常的生理潜在性之中一样，复原的可能性也被写在疾病过程之中。

相反，在精神病学中，人格的概念使对正常和疾病的区分变得极其困难。例如，布洛伊勒将两个精神疾病群作为精神病理学的两个极点对立起来，一边是以与现实联系的中断为特征的类精神分裂症群，另一边是以情感反应的过度为特征的躁狂——抑郁性疯癫群，或交替性精神病。然而，这种

---

① 勒里什，《外科手术的哲学》（*Philosophie de la Chirurgie*）。

分析似乎既能定义正常的人格又能定义病态的人格；而克雷奇默（Ernst Kretschmer）也以这种精神为指导，构建了一个双极性格学，其中包含类分裂性气质和循环情感性气质，其病症的加剧分别表现为"精神分裂症"和"循环性精神病"。但是这样一来，从正常反应向病态形式的过渡就不属于对过程的明确分析了；这种过渡只能让人做一种性质估计，它令所有的混淆都成为可能。

机体连带性的观念能让人区分和连接疾病损害和合适的回应，但在精神病理学中，对人格的检查却要防止同样的分析。

3）病人与环境。最后，还有第三种差异阻止我们以同样的方法处理和以同样的概念分析机体全体性和心理人格。无疑，没有任何疾病能脱离医疗实践围绕在疾病周围的诊断方法、隔离手段和治疗工具。但是机体的全体性概念使患病主体的个体性独立于这些实践而得到突显；它能隔离出病人疾病的独特性，确定病人对疾病的反应的专有特征。

在精神病理学方面，病人的现实无法让人做出同样的抽象，每个病态个体都应该通过与他有关的实践环境来理解。从18世纪末开始强制给精神错乱患者的拘禁和监护处境、患者对医疗决定的完全依赖都无疑对在19世纪确定癔症患者作出了贡献。病人被监护人和家庭顾问剥夺了权利，几乎重新回到了在司法上和道德上的未成年状态，因医生的全能而丧失了自由，他成了所有社会暗示的节点：在这些做法的汇合点上，暗示感受性出现，成为癔症的最主要症候群。巴宾斯基（Joseph Babinski）从外部把暗示的控制强加给他的女病人，使她到了颓废、既无声音又无运动的错乱地步，准备迎接神奇话语的功效："站起来，走。"而医生也在他福音式发挥的成功中找到了装病的迹象，因为女病人遵循具有讽刺意味的先知式的指令，真的站了起来，也真的行走了。然而实际上，在他所揭露的如同幻觉的东西里，医生同他的医疗实践的现实相冲突：在这种暗示感受性中，他得到的是病人所服从的所有暗示和所有依赖的结果。今天的观察已不再有当初的那种奇迹，但这并没有肯定巴宾斯基确实成功了，而只是证明了，只要曾经构成病人的环境的暗示行为减弱，癔症患者的面目就趋向于消失。

因此，个人与其环境的关系的辩证在疾病生理学和疾病心理学中不是以相同的风格来做的。

* * *

因此，在精神病理学现象和器质性病理学现象之间，我们既不能一下子就接受一种抽象的平行性，也不能一上来便接受一种大范围的统一性；在两种病理学之间，抽象工作的方案、正常性的指标，或者对患病个体的定义都是不可能被任意转移的。精神病理学应该摆脱一个"元病理学"的所有公设：这种元病理学在疾病的不同形式间所保证的统一性永远都只是虚假的；也就是说这个统一性来自一个已经被我们遗忘了的历史事件。

因此，应该把信任交给人本身而不是交给对疾病的抽象，分析精神疾病的特异性，努力寻找心理学能指定给精神疾病的具体形式；然后确定是哪些条件使疯癫获得了无法缩减成任何疾病的精神疾病这种奇怪的地位。

这本书的两个部分力图回答这些问题：

1）精神疾病的心理方面；

2）作为文明现象的心理病理学。

第一部分　精神疾病的心理方面

第二章　疾病与发展

　　在一个病势严重的患者面前，我们首先感觉到的是一种总体的和全面的缺陷，没有任何代偿：混乱的主体没有能力在时间和空间里辨认自己的位置，连续性的中断不断地在他的举止中产生，他无法超越他被禁闭的那个时刻，去进入他人的世界或者转向过去和未来。所有这些现象都促使我们以被废除了的各种功能去描述他的疾病：病人的意识迷失了方向，变得模糊、狭窄和破碎。但是这个功能上的空缺同时又被一大团似乎被其他举止的消失夸大和变得猛烈了的初级反应填满：所有重复性的机械行为都被突出（病人以回声来回答他被问到的问题，一个刚起动的举动被无限期地卡住和重复），内心语言占领了主体的整个表达领域，他继续他低声而不连贯的自言自语，却不是对任何人说话；有些时候还会出现强烈的情绪反应。

因此不应该在功能废除这过于简单的文本中解读精神病理学：疾病不只是意识的丧失、某种功能的沉睡、某种能力的模糊。19世纪的心理学在其抽象的划分中促使人们对疾病做纯粹负面的描述；而且每种疾病的符号学都太过简单，只限制于描述消失了的能力，例如在遗忘症中例数遗忘的记忆，在人格两重性中详细地做已变得不可能的综合。事实上，疾病能够抹去一些东西，也能突出一些东西；它在一个方面废除，却是为了刺激另一个方面；疾病的本质不只是存在于它挖出的空洞中，也存在于用来填满这个空洞的替代活动的积极完满中。

哪种辩证法会同时说明这些正面的现象和负面的消失现象呢?

我们一上来就能注意到,消失了的和被刺激了的功能不是处于同一个层面上的:消失了的,是复杂的协调,是意识,以及它有意的开放和在时间和空间中的定向游戏,是修改和安排各种机械行为的有意识的压力。相反,被保存和突出的行为是节段性的和简单的;它们是在一种绝对的无条理的风格中释放出来的分散元素。零碎的自言自语代替了交谈的复杂综合;作为含义的构成渠道的句法被打破,只剩下言语零件让一些模糊的、多态的和不稳定的含义溜出来;围绕着这里和现在而组织起来的时空协调崩溃,只剩下相继的这里和零星的时刻的混乱。疾病的正面现象与负面现象形成对比,就像简单与复杂一样。

但也像稳定与不稳定之间的对立一样。时空综合、跨主体举止、有意识的意向性不断地被如睡眠一样频繁、如暗示一样扩散、如梦一样惯常的现象危害。被疾病突出的各种举止之间具有被废除的各种结构所不具有的连带性。疾病过程夸大了最稳定的现象，并且只取消了最不稳定的现象。

最后，被疾病突出的功能是最无意识的：病人失去了一切主动性，以至于连被一个问题引出的回答对他来说都不再可能；他只能重复他的对话者所说的最后几个词；或者当他最终做出了一个举动的时候，这种主动性立即就会被一种停止和窒息它的重复性机械行为侵入。因此，作为总结，我们可以说，疾病取消了复杂的、不稳定的和有意识的功能，而刺激了简单的、稳定的和机械性的功能。

然而，除这种结构层面上的差异之外，还有一种发展层面上的差异。机械反应的优先、举止不断被中断和打乱的接续、情绪反应的爆炸性形式都是个体发展中一个早期程度的特征。这些举止正是幼儿反应的风格：交流行为的不存在，无对话者的自言自语的程度，因对问题——回答这种辩证的不理解而产生的回声式的重复；时空坐标的多元性使举止变成孤岛，其中空间被粉碎，时刻之间互相独立，所有这些疾病结构和发展的早期阶段共有的现象都指明了在疾病中有一种倒退过程。

因此，如果说在唯一一个运动中，疾病令正面迹象和负面迹象突然出现；如果说疾病同时废除和刺激，那是因为在回到发展的先前时期的条件下，疾病使新近的所得消失，并重新找回了举止在正常情况下已过时了的形式。疾病就是发展的纬线松开的过程，它首先而且是在其最温和的形式中取消了最近的结构，然后到达它的完成和严重性的最高点，即最早期的层面。因此，疾病不是一种盲目地袭击这个或那个能力的缺陷；在疾病的不合逻辑中有一种逻辑要求我们懂得解读，那就是正常发展的逻辑。疾病不是一种反自然状态的本质，它就是自然状态，不过是处在一个倒置的过程中的自然状态；疾病的自然史只是逆行了健康机体的自然史的过程。但是在这唯一的逻辑中，每种疾病都会保留其特殊的面貌；每个疾病分类学实体都能找到自己的位置，而它的内容将会在分离工作停止的那个点上被定义，与不同疾病之间的本质差异相比，我们更应该倾向于根据退化深度的级别来进行分析，这样，一种疾病的含义就可以通过倒退过程得到稳定的最低位置来定义。

*　　*　　*

杰克逊（John Hughlings Jackson）说，"在一切疯癫中，都有一定数量的高级大脑中枢被疾病损害，或者换种方式说也是一样的，都有大脑基础结构的最高发展层面被疾病损害；再或者，而且还是一样的，都有意识的物理基础的解剖底层被疾病损害……在一切疯癫中，一大部分高级大脑中枢的功能都被某种疾病过程暂时或长久地停止了。"[1]杰克逊

---

[1] 《疯癫的要素》（*Facteurs de la folie*），文选，第 2 卷，第 411 页。

的整部著作都试图给神经与心理病理学中的发展观以合法权利。从《克鲁年讲座》（*Croonian Lectures*，1874）开始，忽略疾病的倒退面貌已不再可能；发展从此成了人们了解疾病现象的方面之一。

弗洛伊德（Sigmund Freud）著作的很大一部分都是评述神经症的发展形式的。力比多（libido）及其发展和相继固定的历史就像是对个体疾病的潜在性的汇编：每种神经症都是向性欲发展的一个阶段的回归。而精神分析学也认为能够通过成人病理学来书写一套儿童心理学。

1）幼儿最先寻找的物件是食物，他们最初的快感器官是嘴：在这个口腔性行为的时期里，食物挫折能让他结下断奶期情结；这也是幼儿与母亲的几乎是生物性联系的时期，在这个时期内，一切抛弃都能引起被斯皮茨（René Spitz）①

---

① 斯皮茨，《医院病》（*L'hospitalisme*）。

分析过的生理缺陷，或被盖（Germaine Guex）女士描述成特属于遗弃型的神经症[①]。泽歇哈耶（Marguerite Sechehaye）女士甚至成功地分析了一个年轻的精神分裂症患者：他发展过程中较早期阶段的固定导致了青春期时的精神分裂症的木僵状态，颓丧于这种状态下的主体生活在对他饥饿身体的带有焦虑的分散意识中。

2）随着出牙和肌肉组织的发展，幼儿组织起来一整套侵犯性防御系统，这标志着他最初的独立。但这也是纪律——而且尤其是括约肌纪律以一种重大的方式——强加在幼儿身上，是父母的权威以其镇压的形式出现在幼儿面前的时候。就像易感性的自然方面一样，双重性也由此建立下来：食物的双重性，因为它只有在人用咬这种侵犯性的方式毁坏它的时候才能带来满足；快感的双重性，因为排泄和摄取都能带来快

---

① G·盖，《遗弃型神经症》（*Les névroses d'abandon*）。

感；满足的双重性，因为它一会儿被允许、被奖励，一会儿又被禁止、被惩罚。被梅拉妮·克莱因（Melanie Klein）女士称为"好对象"和"坏对象"的分置就是在这个时期的中心完成的；但是两种对象之间的潜在模糊性还没有被控制，而被弗洛伊德描述为"性虐—肛门期"这个时期的固定凝结了强迫症的症候群；这是一种矛盾的症候群，它包含怀疑、疑问、不断被禁令的严厉抵消的冲动性吸引力，总是被转向，但又总是重新开始的自我提防，是严厉与顺从、默契与拒绝的辩证，被渴望的物件的极度双重性在这当中显示了出来。

3）伴随着最初的性活动、平衡反应的完善和在镜子中的自我识别，形成了一种对"自己的身体"的经验。此时，易感性把身体完整性的保证和要求作为发展的主题；自恋变成了一种性征结构，而自己的身体也变成了一个优先的性物件。在这个自恋的回路中，任何中断都会扰乱原本就很难维持的平衡，儿童在由父母的威胁引起的阉割性幻想面前表现出的焦虑能为此作证。癔症症候群正是在这种身体经验的令人不安的混乱中加速发展的：身体的一分为二，一个第二个我（alter ego）的构成，主体在那里镜像地阅读自己已经被这个魔鬼般的替身事先剥夺了的思想、欲望和举动；癔症分裂将感觉缺失或瘫痪的成分排除在身体的总体经验之外；病人面对被自己幻想成对身体的完整性有威胁的物件时的恐怖性焦虑（弗洛伊德就是这样分析了一个 4 岁的男孩，他对马的恐惧下隐藏着阉割的烦扰[①]）。

4）最后，在童年初期的末尾，"客体选择"形成：伴随着异性恋的固定，这种选择应该导致了与父母中同自己同性别的那个人的同一化。但是与这种区分、与正常性征的提升相对立的，是父母的态度和幼儿期易感性的双重性：的确，这种易感性在这个时期依然固定在一种混合着性行为和

[①] 弗洛伊德，《精神分析五讲》（*Cinq psychanalyses*），第 111 页。

侵犯性嫉妒的模式之上，固定在一个自己得不到或至少要与人分享的母亲上；面对一个在竞争中获胜的父亲，这种易感性分解成了忧虑，而父亲的胜利除了恨意也引发了主体想同父亲同一化的渴望。这就是著名的恋母情结，弗洛伊德认为从中解读了人的谜团，找到了人的命运的钥匙；在恋母情结中无疑也应该找到对幼儿在其与父母的关系中所经历的冲突的最有内涵的分析和众多神经症的固定点。

简言之，整个性欲阶段都是一个潜在的疾病结构。神经症就是主体对力比多所做的本能的考古。

让内也重新利用了杰克逊的主题，不过是在社会学领域里。作为疾病特征的心理能量的下降使在社会发展中获得的复杂行为变得不可能，并且就像退却的潮水一样，可能会暴露原始的社会行为，或者甚至是前社会反应。

一个精神衰弱患者无法相信自己周围的现实，这对他来说是一个"太困难的"举止。什么是一个困难的举止？本质上，对这种举止的一个垂直分析能显示出，其中几个同时发生的举止重叠在一起。在打猎中杀死一个猎物是一个举止；事后向别人讲述自己杀死了一个猎物是另一个举止。但是人在守候、在猎杀的时候，他会对自己讲自己在猎杀、追逐、守候，以便随后能把这些作为不凡的经历讲给别人听；这里同时有打猎的实际举止和讲故事的潜在举止，这就是一个双重活动，远比这两种活动的任何一个都复杂，只是表面上显得最容易：这就是现时举止，是所有其他时间上的举止的胚胎。在现时举止中，当下的举动和对这个举动会有一个未来的意识——即晚些时候可以把它当作过去讲述出来的意识——叠放或交错在一起。因此，我们可以根据一个活动进展的统一性所牵扯到的初级举止的数量来衡量这个活动的难度。

我们回头来看这个"讲故事给他人"的举止，它的潜在性属于现时的各种举止的一部分。讲述，或较为简单地说，以一种更加初级的方式去设置顺序，这也不是一件简单的事情：它首先要参考一个事件或各种事物的顺序，或者参考一个我自己无法进入但他人能代替我进入的世界；因此我需要识别对方的角度，把它集成进我的角度，我要给我自己的活动（已开动的顺序）加上一个潜在的举止，即需要执行我的活动的他人的举止。不仅如此：开动一个顺序总是意味着有将会感知这个顺序的耳朵、理解这个顺序的智力、执行这个顺序的身体；在指挥的活动中包含着被服从的潜在性。这就是说，对现时的专注、故事和话语这些表面上如此简单的举止全部都牵扯到某种二元性，它说到底是一切社会举止的二元性。因此，如果这个精神衰弱患者觉得专注于现时是如此艰难，那是因为这种专注无声无息地包含了许多社会牵连；对他来说，所有这些具有一个反面的活动都变得困难（当面的看——被看；语言中的说——被说；故事中的相信——被相信），因为这些都是在一个社会的角度中展开的举止。对话经历了一个漫长的社会发展才成为人与人之间的关系方式；这只有从一个在其当下的等级中静止的、只允许指令存在的社会过渡到一个因关系的平等而允许和保证了潜在的交流、对过去的忠实、对未来的嵌入和不同角度的相互性的社会之后才变为可能。没有对话能力的病人正是倒退到了这整段社会发展以前。

每种疾病，根据其严重性，都废除了社会在其发展中使之成为可能的这些行为中的这个或那个，并代之以行为的早期形式：

1）一种自言自语占据了作为语言发展的最高形式的对话的位置，主体向自己讲述自己做的事，或者同一个想象的对话者进行他可能无法同一个真实的交谈者进行的对话，就好像那个能对着他的镜子作报告的神经衰弱的教授一样。在他人的目光下活动对病人来说变得太"困难"：这也是为什么那么多的主体，不管是强迫症患者还是精神衰弱症患者，当他们感到自己被观察的时候，会表现出情绪释放的现象，如抽搐、模仿、各种肌肉阵挛；

2）失去了对话的这种二重的潜在性，并且由于只能通过话语呈现给说话主体的过分简单的一面才能理解话语，病人失去了对他的象征世界的控制；所有词语、符号、礼仪，简单地说，人的世界中的一切暗示性和参考性的东西不再与一个意指对等系统相融合；话语和举动不再是自我意愿和他人意愿相会的这个共同的领域了，而是成了一个迟钝的和令人担忧的存在中自存的含义；微笑不再是对日常问候的普通回答，它是一个谜一样的事件，礼貌的任何象征性对等都不能缩减它；在病人的角度上，一个不知道是哪个谜团的记号，一个沉默并具有威胁的反话的表达方式清楚地显现；

3）这个从妄想到幻觉的世界好像完整地属于一种作为人与人之间的举止的信仰病理学：真理的社会标准（"相信别人相信的"）对病人来说不再有价值；在这个被他人的不

在场剥夺了客观可靠性的世界中，他把包罗万象的各种象征符号、幻想、烦扰放了进来；这个对方的目光已经熄灭的世界变得就像被幻觉和妄想打得千疮百孔了一样。这样一来，在疾病现象中，病人被送回到信仰的早期形式，在那个时期，原始人在他同他人的团结中找不到真理的标准，那时他把他的欲望和害怕投射在与现实一起编织梦、显圣和神话的无法分离的错综复杂的幻影之中。

*　　*　　*

在所有这些分析的角度里，无疑有一些说明性的主题主动站到了神话的边界上：首先是某种心理实体［弗洛伊德理论中的"力比多"，让内理论中的"精神力"（force psychique）］的神话，这种实体可能是发展的天然材料，它在个人和社会的发展过程中可能因疾病的作用而遭受反复，重新跌入它过去的状态中；也有病人、原始人和幼儿之间的一种同一性的神话，通过这个神话，在精神疾病前受到震惊的意识得到了安定，被关在其文化偏见中的意识得到了稳固。在这两个神话中，第一个，由于它是科学性的，所以很快便放弃了（在让内那里，我们记住的是对举止的分析，而不是通过心理力量所做的解读；精神分析学家越来越反感力比多这个生物—心理学概念）；相反，另一个，因为它是伦理性的，因为它辩护的作用多于解释的作用，所以还依然活跃。

然而，恢复病人的病态人格与幼儿或原始人的正常人格之间的同一性没有太大的意义。实际上在两个之间选一个就行了：

——要么我们承认杰克逊的解读是精确的："我设想大脑中枢由四层组成，A、B、C、D"；那么，疯癫的第一种，也是最温和的一种就会是 $-A+B+C+D$；"人格的全体事实上是 $+B+C+D$；$-A$ 只是为了表现出新的人格如何与之前的人格不同"。①这样，疾病的倒退就只是一个减法操作；但是在这个算术中被减去的，正是最后的、推动和完成人格的期段；也就是说"剩下的"不会是一个先前的人格，而是一个被废除了的人格。这样一来，如何能把患病主体与原始人或幼儿的"先前的"人格看作是相同的呢？

——要么我们扩大杰克逊学说的范围，接受人格的一种重组；倒退不满足于删除和解放，它还整理和布置；就像莫纳科夫（Constantin von Monakov）和穆尔格（Raoul Mourgue）谈到神经分解时所说的："分裂并非与结合完全相反……说半身不遂是运动学习回到了原始阶段是荒谬的……在这里，自身调节会发生作用，以至于纯粹的分裂概念是并不存在的。这个理想过程被不断处于活动中的机体重建遭打乱的平衡的创

---

① C·杰克逊，《疯癫的要素》，法译版，第30页。（此处有误，作者名应该是 John Hughlings Jackson。——译者）

造倾向掩蔽了。"①因此涉及的就不是早期的人格了；要承认病态人格的特异性；心理现象的疾病结构不是原始的，它绝对是独创的。

宣布疾病倒退的分析无效是无法想象的，因为只要把它们从让内和弗洛伊德没能澄清的神话中解放出来就行了。在一种解释性的角度上说变成病人的人重新变成了一个幼儿，这无疑是徒劳的；但是以一种描述的角度说病人在他病态的人格中表现出了节段性的、类似于先前的一个年龄阶段或来自另一种文化的举止则是准确的；疾病揭示正常地结合起来的举止，并给它们以优先的表现。因此，倒退只能被认为是疾病的描述性面貌之一。

因此，对疾病的结构性描述应该分析每个症候群的正面迹象和负面迹象，即详述被取消的结构和被释放的结构。这

---

① 莫纳科夫和穆尔格，《神经病学的生物学入门》（*Introduction biologique à la neurologie*），第 178 页。

不是解释疾病形式，而只是将它们放到一个能使由弗洛伊德和让内指出的个人或社会的倒退现象表现得一致和容易理解的角度上。我们可以这样总结描述的大轮廓：

1）精神失常和神经症只是精神功能分裂的第一级；损伤只是在心理人格的总体平衡上，这种往往是暂时的中断只解放在个人发展过程中形成的情感情结、无意识的情绪模式；

2）在偏执狂中，性情的总体混乱解放的是一个只能算是人格的习惯行为的夸张情感结构；而精神底部的清醒、顺序和一致都没有被损伤；

3）但是在白日梦的状态中，我们抵达了意识结构已经分裂的一种程度；感知控制和推理的严密消失了；在意识领域的这种粉碎中，我们看到通常只在睡眠中才能被解放的梦的结构渗透进来。幻象、幻觉和错误的识别在醒觉状态中表现出梦中的意识形式的抑制解除；

4）在躁狂症和抑郁症的状态中，分裂侵入了本能——情感的领域；躁狂症患者在情绪上的稚气，抑郁症患者对身体意识和自保行为的丧失表现了疾病的负面形式。至于疾病的正面形式，它们出现在运动纷乱或情绪爆发的这些极期之中；在这些极期中，抑郁症患者显示出了他的绝望，躁狂症患者表现出了他欣喜的激动；

5）最后，在神经错乱和精神分裂症的状态中，退化表现出了能力缺陷的样子；在空间和时间的标记变得过于模糊而不能辨别方向这一角度上，粉碎的思想通过孤立的碎片来进行，以"精神昏厥"加强了一个空洞和黑暗的世界，或者把自己封闭在一个运动机能本身被紧张症封锁的身体的沉默中。只有刻板症、幻觉、结晶成不一致的音节的言语模式还能作为正面迹象持续出现，以及像流星一样穿过痴呆的惰性情感的突然泛滥；

6）这种疾病分裂的循环闭合在痴呆症上，所有缺陷的负面迹象都在这里膨胀；在这里，分裂变得如此深刻，以至于它不再有任何优势（instance）可以解除了；不再有人格，有的只是一个活着的人。

但是这样一种分析无法穷尽疾病现象的全部。它是不够充分的，原因有两个：

a）它忽略了倒退性结构在其中得以更新的病态人格的组织；不管分裂有多么深刻（除了痴呆症这唯——一种情况），人格都永远不会完全消失；人格倒退而重新找到的，不是分散的元素——因为这些元素从来就没有分散过，也不是更早期的人格——因为在人格的发展中没有回头路，只有在举止的接续中才有回头路。不应忽略一个精神分裂症患者用以构成其世界结构的各种组织，不管它们有多么低等和简单：他描述的分成块状的世界与他分散的意识相对应；他生活于其中的没有过去和未来的时间是他没有能力投射向未来、没有能力在过去识别自己的反映；但是这种混沌在保证病人的意识和前景的统一体验的个人结构中找到了它的和谐点。不管一个病人病得有多重，这个和谐点都不可能不存在。精神病理学这门科学只能是病人人格的科学。

　　b）倒退性分析描述疾病的定位，却不更新疾病的起始点。如果疾病只是一种倒退，那么它可能就像一个被个人发展的本身投放在个人体内的潜在性；疯癫就可能只是一个可能性，只是人的发展中总是可索回的赎金。但是，某个人病了，病在这个时刻，得了这种病，他的强迫有某个主题，他的妄想带有某些要求，或者他的幻觉在具有某些视觉形态的世界中着迷，所有这些都是倒退这个抽象的概念无法说明的。在发展主义的角度上，疾病只有一个身份，即一般的潜在性的身份。使疾病成为必然的因果关系还没有被指出，赋予每个临床名目表以独特色彩的因果关系也是一样。这种必然性及其个体形式，不应向一个总是特异的发展过程去要，而是要向病人的个人历史去要。

因此要把分析推得更远，并完成疾病这种发展的、潜在的和结构的方面，这自然要通过对使疾病成为必然、使疾病变得有意义和历史关联的这个方面进行分析。

第三章　疾病与个人历史

　　心理发展将过去并入现在，构成一个没有冲突的统一体，人们把这个有序的统一体定义成结构的等级，这个统一体十分坚固，只有疾病的倒退才能危害它；心理历史对先前和当前不做同样的合并，而是将它们并列放置，并在它们之间设置一个距离，在一般情况下，这个距离允许压力、冲突和矛盾的存在。在发展中，是过去推动现在，使现在成为可能；在历史中，是当前脱离了过去，给过去一个含义，使它可以被理解。心理的前途同时是发展和历史；心理现象的时间应同时根据先前和当前来分析——即根据发展来分析，但也应同时根据过去和现在来分析——即根据历史来分析。19世纪末，在达尔文（C. R. Darwin）和斯潘塞（Walter Baldwin Spencer）之后，人们惊奇地在其作为活着的人的前途中发现了人的真理，人们自以为能够以发展的字眼来书写历史，或者能够为突出后者而混合两者；此外我们还能在同时期的社会学中找到同样的诡辩。精神分析的初始错误，以及其后绝大多数遗传心理学的错误无疑是没有理解在心理前途的统一体中发展和历史这两个不可缩减的方面①。而弗洛伊德的天才之处就是相当早地超越了这种由力比多概念所定义的发展主义眼光，进入了人的心理现象的历史方面之中。

事实上，在分析心理学中，总是可以分割属于发展心理学的东西（就像《性学三论》）和属于个体历史心理学的东

---

① 弗洛伊德在其《我的生活与精神分析》（*Ma vie et la psychanalyse*）中提到了达尔文对他的第一次思想定位的影响。

西（就像《精神分析五讲》及其相关的文本）。我们之前所说的情感结构的发展就是被精神分析传统所详述的那种发展。我们现在要从精神分析的另一个方面借用一些东西，用以定义当我们在个体历史的角度上思考的时候精神疾病是什么[①]。

* * *

这是一个弗洛伊德在其《精神分析引论》中提到的观察[②]：一个50来岁的女人怀疑她的丈夫同作为他秘书的年轻女子背叛了她。这样的情况和这样的感受极其普通。然而这种嫉妒却有独特的反响：嫉妒是由一封匿名信引起的；人们知道这封信的作者是谁，也知道他是为了报复才写的这封

[①] 我们将简要地谈一下精神分析理论，有关它的全面介绍请见布托尼耶（Juliette Favez-Boutonnier）女士的相关作品。

[②] 《精神分析引论》（*Introduction à la psychenalyse*），第270页。

信,而且他提出的事实都不确切;主体了解这一切,也乐于承认对她丈夫的这些指责是不公正的,还本能地谈到了丈夫一直以来给予她的爱。然而这种嫉妒却无法消散;事实越表明她丈夫是忠诚的,她的怀疑就变得越强烈;她的嫉妒反常地结晶在她对自己没有被背叛的确信上了。病态嫉妒在其传统的偏执狂的形式下是一种会在推理的最极端形式中寻找其证明的难以理解的信念,而在弗洛伊德的这个观察中,我们看到了不断地质疑其根据、随时试图自我否定,并存活在内疚之上的冲动性嫉妒的例子。这是强迫性嫉妒一个很奇怪(也很罕见)的案例。

经过分析,人们发现这个女人爱上了她的女婿;但是她的负罪感那么强烈,以至于她无法忍受这种欲望,并且把这种爱上一个比自己小那么多的人的错误转移到了丈夫身上。此外,一个更加深入的调查显示,她对女婿的爱慕本身也是双重性的,在这个爱慕背后还隐藏着一种嫉妒性的敌意,而敌对的对象就是她的女儿：因此，在这种病态现象的核心里还有一种对儿女的同性固恋。

变形、象征主义，将感情转变成它们的反面；人物的反串、负罪感的转移、内疚向谴责的翻转，这一整套过程显示出了儿童虚构的特征。我们可以轻松地把这种嫉妒性投射与瓦龙（Henri Wallon）先生在其《儿童性格起源》中描述的投射进行对照[①]：他援引了埃尔莎·克勒（Elsa Köhler）提到过的一个案例：一个 3 岁的小女孩打了自己的小伙伴一个耳光，然后痛哭流涕，跑到她的女老师那里寻求安慰，称自己被打了。在这个孩子那里和在那个强迫症患者那里，我们都发现了相同的举止结构：自我意识的无差别阻碍了对行动与受苦（打—被打、背叛—被背叛）的区分；另一方面，感情的双重性使在侵犯和负罪感之间存在着一种可倒转性。在这

[①] 《儿童性格起源》（*Les origines du caractère chez l'enfant*），第 217 页。

两个案例中，我们都看到了同样的心理仿古特征：情感举止的流畅，个人结构在自我—他人的对立中的不稳定性。但这不是再一次肯定疾病的倒退的一面。

在这里重要的是，弗洛伊德的病人的倒退有一个很明确的意义：这可以让她逃避负罪感；她通过强制自己爱女婿来逃避因太过爱女儿而引起的内疚；然后她再通过一种镜像投射的方式把与自己的爱相似的爱转到丈夫身上，以逃避这个新的爱慕引起的负罪感。因此，儿童将现实变形的手段是具有一种用处的：这些手段构成了一个托词，一个作用于现实的廉价方式，一个转变自我和别人的神话模式。倒退不是向过去的一种自然陷落；它是有意对现在的逃离。与其说是一种回归，这更像是一种求助。但是我们只能通过把别的东西放在现在的位置上才能逃避现在；而在疾病的举止中显露出来的过去不是我们回归的原始土壤，就像我们回到一个失落的故乡一样，它是具有代替作用的虚假的和想象的过去。

——有的时候是行为形式的代替：成人的、发展成形的和已适应的举止在幼儿的、简单的和不适应的举止面前消失。就像在让内的那位有名的病人那里那样：想到她的父亲可能生病，她便表现出儿童情绪的阵发性形式（危象、运动激增、跌倒），因为她拒绝适当的举止，如考虑为他治疗、为缓慢的康复准备好条件、为自己安排好一个照看病人的生活方式；

——还有的时候是对象本身的代替：主体用想象的主题和他最初的幻想代替了现实的鲜活形式；世界好像向从前的对象敞开，现实的人物在父母的幽灵面前消失；就像在那些恐惧症患者那里一样，他们在每个行为开始的时候都会撞到可怕的恐惧；父亲这个伤人肢体的人物或占有欲强烈的母亲在吓人的动物一成不变的形象及淹没意识的焦虑的分散背景后显出轮廓。

所有这些转变和重复的游戏都表现出，在病人那里，求助于过去只是为了取代当前的状况；过去只在被用于将现在去现实化（irréaliser）的时候才能实现。

* * *

但是重复一种焦虑的发作有什么好处呢？重新找回儿童期生活中可怕的幻想，用还没有调谐好的易感性的严重错乱代替当前的活动形式有什么意义呢？如果是为了重新找回还没有适应的行为类型，那为什么要逃避现在呢？

是举止的病态惰性？是弗洛伊德在与倾向于不断翻新的机体组织等级的运动性的生命直觉相反的，倾向于静止、恒等、单调和无机的一种反常的"死亡直觉"的生物现实中外推出来的一个重复原则的表现？但是这样一来就无疑是在给各种现象以一个唯一的名字，这个名字将这些现象合并在一起，却拒绝做任何解释。不过除了对过去的单纯重复之外，在弗洛伊德和精神分析学的工作中是有能够解释这种现在的去现实化的东西的。

弗洛伊德自己也曾有机会分析一个正在形成的症状。那是一个 4 岁的男孩，名叫小汉斯[①]，他对马有一种病态的恐惧。他的恐惧是模棱两可的，因为他寻找一切机会去看马，只要听到有马车经过，就跑到窗户边去看；但是受了惊吓的他，一看到自己主动想要去看的马之后便惊惧地大叫。这也是一种反常的恐惧，因为他既担心马咬他，又担心马会摔死。他到底是不是渴望看见马呢？他只为自己担心还是同时为马担心？无疑是都有的。分析指出，这个孩子处在所有恋母情结处境的节点上：他的父亲有意地努力防止他过于强烈地固恋他的母亲；但是这只能让他对母亲的依恋变得更强，这种依恋还被妹妹的出生加剧，以至于对小汉斯来说，他的父亲一直是他母亲和他之间的障碍。症候群就是这个时候形

---

① 《精神分析五讲》。

成的。对梦中资料的最基础解读就能让人猜到，在马的形象中有父亲"意象"（imago）的代替品，而且很容易在这个孩子惊恐的双重性中识别对父亲死亡的渴望。疾病的症状就是一个欲望的立即性的满足；对父亲之死的没有意识的渴望，这个孩子在对马的死亡的想象模式上去感受。

但重要的是，这个象征体系并不只是现实的虚构的和形象的表现；相对于这个现实，它还具有一种功能性的作用。害怕被马咬无疑是担心被阉割的一种表现：这象征着父亲对他所有性活动的禁止。但是这种对受伤的恐惧还伴随着马本身的摔倒、受伤和死亡引起的烦扰：就好像这个孩子通过想看到自己父亲的死亡，并以此推倒分离他和他母亲的障碍的欲望来抵御他自己的恐惧一样。然而，在恐惧性幻想中，这种欲望不是立即就会以盼人死亡的形式表现出来：它只是隐藏在一种恐惧的形式下出现；孩子对马的死亡的担心和对他自己的受伤的担心是一样的。他通过在与对自己的担心对等的一种恐惧模式上感受对死亡的渴望，并驱赶由这种欲望引起的负罪感。他担心自己遇到的事，也同时担心他的父亲遇到；但是父亲只用担心孩子针对自己的渴望。这样我们便看到了，症候群的表现意义不是立即的，而是通过一系列防御机制构成的。在这个恐惧症的案例中，这些机制中的两个发挥了作用：第一个机制将对自己的担心转变成对引起这种担心的人的死亡的欲望；第二个机制将这种欲望转变成对看到这种欲望的实现的担心。

因此，通过这个例子，我们可以说，病人在疾病中将他的现在去现实化而获得好处的根源，就是病人抵抗现在的需要。疾病的内容就是病人用来回应他身陷处境的逃避和防御反应的总和；而且就是应该在这个现在，在这个当前的处境之上去理解疾病行为中出现的发展性倒退，并给这些倒退以含义；倒退不只是发展的潜在性，它还是历史的后果。

心理防御这个概念是关键的。整个精神分析都是围绕着它展开的。对无意识的调查、对幼儿期创伤的研究、一个被假设存在于情感生活中所有现象背后的力比多的解放、对如死亡直觉这样的虚构冲动的更新，精神分析长期以来做的都是这些事；但是它越来越倾向于把研究转移到各种防御机制中，并且最终承认主体复制自己的历史是因为他在回应一个现在的处境。安娜·弗洛伊德（Anna Freud）女士曾清点过这些防御机制①：除了被认为是正常行为的升华作用之外，她找到了病人用于自卫的九种手段，这些手段的不同组合也定义了神经症的不同类型。这些手段是：抑制、倒退、反应的培育、隔离、追溯性取消、投射、摄取、针对自我的翻转、向自身反面的转变。

　　——癔症患者主要使用"抑制"。他把一切性的表现都从意识中剔除；他以保护措施中断了心理的连续性，在这些

---

　　① 安娜·弗洛伊德，《自我与防御机制》（*Le moi et les mécanismes de défense*），第39页。

"心理切分"中出现了构成癔症患者表面上的"好心情"的无意识、遗忘和不在乎；他也打破了身体的统一性，以便擦除性的所有象征和所有替代物：这样就有了感觉缺失和暗示性瘫痪；

——相反，强迫症患者主要通过"隔离"来防御。他分离出冲突性躁动的背景，给它一些表面上与内容没有联系的象征和表达方式；冲突中的各种力量令冲动的、僵硬的和不符合逻辑的举止在一种适合的行为当中突然出现：弗洛伊德的那位女病人便是如此[①]，凡是经她手的纸币，她都要把上面的号码记录下来，她不知道为什么，也无法用任何谨慎或吝啬的感情自我辩解。这种举止隔绝起来看是荒唐的，但是如果我们把它放回到情感背景中，它就有了一个含义：这种举止反映了这位女病人感受到的一种欲望，她希望通过给一

---

① 《精神分析引论》，第 286 页。

个男人一枚硬币作信物来稳固这个男人对她的爱；但是所有硬币长得都一样……也许她至少能给他一张可以通过上面的号码来识别的纸币……通过把这种举止隔离出它在感情上的解释，这位病人抵抗这份她认为有罪的爱情；

——偏执狂患者同时是被迫害者和迫害者，他在他人的心中揭露自己的欲望和自己的恨，他爱他想要摧毁的东西，他与他恨的东西视为同一，这种患者的主要特征就是"投射"、"摄取"和"突然转变"。弗洛伊德是指出偏执狂嫉妒中所有这些过程的第一人[1]。当偏执狂患者指责伴侣背叛他的时候，当他在这不忠的周围建立一整套解读系统的时候，他所做的只是谴责对方做了他谴责自己的事；如果他指责情妇同一个朋友一起背叛了他，那正是因为他自己感受到了这种欲望；他通过将这种同性的欲望转变成异性关系并将

---

[1] 《精神分析五讲》："施雷贝尔庭长"（Le Président Schreber），第301页。

它投射在另一个人身上，以对不忠的谴责的形式来抵抗它。但是通过同样一种具有辩白和宣泄含义的对称投射，他也谴责他渴望的那个人有同性的欲望，而且通过一种情感的翻转，他炫耀自己有一种在他看来因情敌的殷勤而变得正当的虚构的恨。不是我背叛了你，而是你背叛了我；不是我爱他，是他渴望我、纠缠我；我对他没有爱，只有恨：这就是偏执狂患者用以抵抗他自己的同性恋，构成一种嫉妒性妄想的机制。

因此，疾病对过去的重复现在就有了一个含义，这不是由一种"死亡直觉"的重力强加的，倒退属于这些防御机制的一部分，或者更准确地说，倒退就是去求助于已经建立好的各种防护体。疾病的重复形式同它的防御意义相比只是次要的。

* * *

节点上的问题依然存在：病人在还是幼儿的时候建立起来的、后来会在他的成人生活中被更新的各种防护形式是针对什么的？出现在他的心理生活初期的、不断地出现在他的世界中的、以始终如一的危害的千万种面目制造威胁的这个持久危险是什么呢？

在这里，我们依然可以将对一个症状的分析作为导线。一个十几岁的小女孩偷了东西①：她在女售货员的眼皮底下拿走了一块巧克力，这位女售货员训斥了她，并威胁要把这件事告诉她的母亲。这次偷盗的冲动和不适合的形式立即就揭示了它的神经症特征。这位主体的故事清楚地表明了这个症状处在两个举止的汇合点上：想要再次得到自己没能得到的母爱的欲望，像通常一样，这种欲望的象征在本案例中是食物；另一方面是随着为获取这种爱所作的侵犯性努力而来

---

① 安娜·弗洛伊德，《儿童精神分析治疗》（*Le traitement psychanalytique des enfants*）。

的所有负罪感的反应。在这两种举止之间，症状将作为一种妥协而出现；通过偷窃，孩子能发泄她对爱的需要，但是在偷窃的时候任人发现，她也释放了负罪感的倾向。笨拙的偷盗行为表现得像是一种举止的灵巧；她的卑劣行为只是一个诡计：是两种相互矛盾的倾向之间的妥协，是控制冲突的一种方式。因此，疾病的机理就是对冲突的防护，是在由这个冲突引起的矛盾对面竖起的防御。

但是并非任何冲突都能引起病态反应，它导致的压力并不一定是疾病性的；这种压力甚至很可能是整个心理生活的脉络。神经症中的妥协揭示出的冲突并不仅仅是客观处境中的外部矛盾，而且还是内在的矛盾，在这个矛盾中不同的字眼混合在一起，以至于妥协到最后只是冲突的加深，而远非一个解决方法。当一个孩子偷窃以便重新获得已失去的爱，并通过被人撞见来安抚他的顾虑的时候，很明显，由于招致了所期待的惩罚，他的举动的结果会把他所怀念的爱拉得更远，会提高由他的偷窃所象征的占有欲，因而会在他满足一会儿之后增加负罪感。这样一来，挫折经历和负罪感的反应便连接在一起，但不是作为分享同一个行为的两种互相分离的形式，而是作为定义了同一个举止的两个极点的矛盾统一体。疾病的矛盾不是正常的冲突：正常的冲突在外部撕裂主体的情感生活；它在主体那里引起相反的举止，它使主体游移不定；它引发行动，然后又使内疚产生；它能把矛盾发展到不相干性。但是严格地讲，正常的不相干性不同于疾病的荒谬。荒谬由矛盾在内部推动；证实自己妻子不忠的嫉妒者的一致性是完美的；强迫症患者在采取防范措施的时候的一致性也是完美的。但是这种一致性是荒谬的，因为它在发展中加深了它试图超越的矛盾；当弗洛伊德的一位女病人因强迫性的忧虑而搬走所有搅扰她睡眠的座钟和手表的时候，她既是抵抗自己的性欲，又是虚构地满足它们：她摆脱了自己身上所有的性的象征，但同时也摆脱了能够被她所渴望的母性搅乱的生理规律——她在幻觉的模式上满足这些欲望的同时，也在实际上增强了负罪感[1]。在正常个体体验矛盾的地方，病人做了一种矛盾的体验；前者的体验向矛盾开放，后者的体验向矛盾关闭。换句话说：前者的是正常的冲突，或处境的模棱两可；后者的是病态的冲突，或体验的双重性[2]。

就像恐惧是对外部危险的反应一样，焦虑是这种内在矛盾的情感方面。作为情感生活的彻底混乱，焦虑是双重性的重大表现，它在双重性这种形式中完成，因为它是对同时发生的矛盾的令人眩晕的体验，是对生和死、爱和恨的相同欲望的考验，是心理矛盾在感官上的顶点：幼儿因啃咬而发现在吸收的性特征中充满了具有破坏力的侵犯性时感受到了焦

---

[1] 《精神分析引论》，第287页。
[2] 自布洛伊勒起，被人们称为"双重性"的，正是举止与情感生活的这种矛盾的统一。

虑，忧郁症患者为了让被爱对象逃脱死亡而与被爱对象视为同一，变成了被爱对象过去的样子，最终在对方的死亡中感觉到自己；而且在只有通过把对方再度与死亡连接到一起才能把他留在自己的生活中的时候也感受到了焦虑。通过焦虑，我们进入了疾病含义的核心。在使疾病变得独特的所有防护机制下都有焦虑的表现，而且每种疾病都定义了一种对焦虑做出反应的特殊方式：癔症患者抑制他的焦虑，通过把它体现在一种身体上的症状中来阻塞它；强迫症患者围绕着一个象征将能够满足其双重性的两个方面的举止仪式化；至于偏执狂患者，他通过以投射的方式把所有具有内在矛盾的感情归于他人来在虚构上为自己辩护；他在别人身上分配自己的双重性元素，并以他侵犯性的各种形式来掩盖这种焦虑。同样，也是作为内在矛盾的心理考验的焦虑充当了公分母，并给予一个个体的心理前途以一个唯一的含义：焦虑是在幼儿生活中的矛盾以及这些矛盾引起的双重性中被第一次感受到的；在它潜在的突发下，各种防御机制得以建立，在这个个体的整个一生中，一旦焦虑有再次出现的可能，这些防御机制就重复它们的仪式、预防和僵硬的操作。

因此，我们可以在某种角度上说，心理发展是通过焦虑而转变成个人历史的；的确，是焦虑通过结合了过去和现在而建立起它们的关系并赋予它们相同的含义的；疾病的举止让我们觉得它好像反常地具有一个先前的内容和一个对现在的有含义的嵌入；这是因为在现在正要引起双重性和焦虑的时候引起了神经症的防御活动；但是这种具有威胁性的焦虑和用以摆脱它的各种机制长期以来都是在主体的历史中被确定的。这样一来，疾病就在一种恶性循环的方式下进行：病人用他当前的防御机制防御一个过去，因为这个过去的秘密存在令焦虑出现；另一方面，针对当前的焦虑的潜在性，主体也求助于在过去的类似情况中建立起来的防御。病人是用他的现在抵御他的过去，还是借助于一段已过去的历史来防御他的现在？无疑应该说，疾病的举止正是存在于这个循环之中；如果病人病了，那是因为从现在到过去的联系不是在一种逐渐整合的风格中实现的。当然，任何个体都感受过焦虑，设立过防御的举止；但是病人是在一种循环性中感受他的焦虑和他的防御机制的，这个循环性使他用历史上与他联系在一起的防御机制去抵御焦虑，这样一来这些防御机制也对这个焦虑进行了最强烈的激发，不断地带来更新这个焦虑的危险。与正常的个体历史相反，这种循环的单调是疾病历史的特征。

*　　*　　*

因此，把症状描述为先前的举止的发展心理学应该由一个在一段历史中描述这些倒退在当前的含义的起源心理学来补充。应找到一种心理一致的风格以便让人理解病态现象，而不必把以描述生物阶段的方式描述出来的疾病阶段作为参考模型。应找到在历史上作为各种病态举止的组织中心的心理含义的节点。

然而，我们刚刚看到，这个各种含义汇聚的点就是焦虑。病人心理历史的构成就像是各种有含义的举止的全体，这些举止设立了针对情感矛盾的双重性的防御机制。但是在心理历史中，焦虑的地位是模糊的：我们在一个主体的所有疾病片断的脉络下找到的就是焦虑；它不断地出没在这些片断中；不过是因为焦虑已经在那里，所以才有这些片断的交替，就好像每次交替都是逃离它的企图；如果说焦虑伴随着这些片断，那是因为它先于这些片断而存在。为什么在一个处境中，这个主体只遇到了可以逾越的冲突，而那个主体却遇到了一个让他把自己封闭在疾病模式之上的矛盾？为什么同样的恋母情结的双重性可以被一个主体超越，却在另一个主体那里开动了一长串的病理机制？这就是被个人历史揭示为问题但无法解释的必要性的一种形式。要想让一个矛盾在双重性的焦虑模式上被感受，要想让一个主体在遇到冲突的时候将自己封闭在疾病防御机制的循环性中，焦虑须要已经存在才能够将一个处境的模棱两可转变成反应的双重性。如果说焦虑填满了一个个体的历史，那是因为焦虑正是个体历史的原则和基础；它一开始便定义了某种体验风格，这种风格标记了创伤，标记了由这些创伤启动的心理机制，标记了这些创伤在疾病片断中表现出的重复形式：焦虑就像是存在的一个先验（*a priori*）。

对发展的分析把疾病确定为一种潜在性；个体的历史能让人把疾病作为一个心理前途的现象来考虑。但是现在要在疾病的存在必要性中来理解它了。

第四章　疾病与存在

对疾病机制的分析遗留了一个超越这些机制并在其疾病属性中构成它们的现实；不管这种分析被推进到多远，它都要求人们在焦虑中看到最高程度的疾病元素，就像是疾病的核心一样。但是要想理解焦虑，新的分析风格是必要的：作为溢出其自身表现的经验形式，焦虑永远都不能被一种自然主义类型的分析所缩减；扎根在个体历史的中心，在其波折下给个体以唯一的含义，焦虑也不能被一种历史性的分析所穷尽；但是人的历史和性质只能通过参考焦虑才能被理解。

我们现在需要置身于这种经验之中；只有通过在内部理解它才有可能在疾病世界中设置由发展构建的自然结构和由心理历史结晶的个体机制。这种方法不应该向自然科学（Naturwissenschaften）、向它们的推论性分析和机械性因果关系借任何东西；这种方法也永远都不应该转向传记性历史以及它对相继事件连接的描述和它的系列决定论。相反，这种方法应该把各个集合理解为一个个的整体，其中的元素不能被分离，不管它们在历史中有多么分散。说幼儿的恐惧是青少年恐惧症的原因是不够的，而是要在这个原始的恐惧和这些疾病症状下面找到赋予它们有含义的统一性的相同的焦虑风格。推论逻辑在这里没有用处：它会在妄想的错综复杂之中变得混乱，在追踪偏执狂患者的推理中筋疲力尽。当直觉成功地复原了支配所有疾病过程（例如在偏执狂的情况中，与他人现行关系的急剧变质）

的基本经验时，它走得更快、更远。直觉在唯一的目光下展开那些基本的全体的同时，它缩短了构成一切客观认知的那种距离，甚至到了消除这个距离的地步；自然主义分析以一个自然对象的远离来考虑病人；历史思考把病人保持在这种只允许解释，但很少允许理解的相异性当中。在病态意识内部跳跃起来的直觉寻求以病人自己的眼睛去看疾病世界：它寻找的真理不属于客观性的领域，而是属于跨主体性的领域。

当理解同时意味着集中、立即领会和深入了解的时候，对疾病的这种新思考就首先是一种"理解"：现象心理学操练的正是这种方法。

可是理解一切是可能的吗？与正常的行为相比，精神疾病的特性难道不就是能被解释但抵抗一切理解吗？当我们连其夸张都能理解的时候，嫉妒难道不就是正常的了吗？相反当我们连它最浅显的反应都"不再能理解"时，它难道不就是病态的了吗？雅斯贝斯（Karl Jaspers）①指出，理解可以远超过正常的界限，跨主体的理解能够达到疾病世界的本质。

还有一些疾病形式无疑仍然而且会一直不为现象学所理解。它们都是一些其运动本身不为正常意识所知的过程的直接衍生物，如由中毒引起的图像在意识中的出现；如只能通过意识速率的中断，通过雅斯贝斯所说的"精神共济失调"（ataxie psychique）来解释的那些"精神流星体"；最后，它们是那些好像从与我们的领域完全陌生的感觉材料中借来的印象：一种影响一直进入到思想内部的感觉，一种被同时有形的和神秘不可见的力量场穿过的印象，一种对身体的反常转变的体验。

对我们来说，精神失常患者陌生和死亡的世界就展现在这些遥远的理解边界之外，但是这样一个疾病的世界还是可

---

① 卡尔·雅斯贝斯，《普通精神病理学》（*Psychopathologie générale*）。

能被穿透的。通过这种理解，要做的是同时复原病人对他疾病的体验（他是如何体验自己这个患病的，或不正常的，或痛苦的个体的）和这个疾病意识所朝向的疾病世界，即这个意识瞄准并同时构成的那个世界。对疾病意识的理解，对其领域的重构，这就是精神疾病现象学的两个任务。

*　*　*

病人对自己疾病的意识完全是新颖的。无疑，没有什么比疯癫的神话，即认为这种疾病不为人所知更错误的了；分离了医生意识和病人意识的间隔，不能用分离了对疾病的知识和对它的无知之间的距离来衡量。医生不是掌握着关于疾病的所有知识；病人也不是对自己的一切都不了解，甚至不知道自己疾病的存在。病人承认自己的不正常，他至少会给自己的不正常一种分离了他的意识和其他人的世界之间无法缩减的差异的含义。但是不管病人有多么清醒，他对他的病都没有医生那样的视角；他从来不会以那种思辨的距离去将疾病理解为是一个在他体内发展但没有他参与的客观过程；对疾病的意识是在疾病的内部获得的；它扎根在疾病中，当感知到疾病的时候，它也是在表达疾病。一个主体接受或拒绝自己疾病的方式，以及他解读疾病、给疾病的那些最难以理解的形式以含义的方式，所有这一切构成了疾病各种基本方面中的一个。这既不是疾病过程内部无意识的崩溃，也不是对这个过程清醒的、无私心的和客观的意识，而是对一个病态背景的暗示性承认和分散的感知。在这个背景深处，疾病的各个主题分散开来，现象学思考应该分析的就是这种模糊的意识模式的变种①。

1）疾病可以以一种客观性的身份被感知，这种身份将疾病置于与病人的意识具有最大距离的位置上。在想要阻止

---

① 雅各布·维尔施 (Jakob Wyrsch) 就是以这个角度研究精神分裂症的 [《精神分裂的人》 (*Die Person des Schizophrenen*)]。

疾病和不在疾病中认识自己的努力中，病人给疾病一种偶然的和器质性的含义。病人在他身体的极限处阻止疾病：忽略或否认一切心理经验的变质，他重视的，他最终感知到的和主题化的，只是他的经验在器质性方面的内容。不是要隐藏疾病，病人展示它，只是在其生理形式中展示；在病人赋予其症状的客观性中，医生有理由看到主观混乱的表现。正是在病人的意识场中，在他理解疾病的方式中，器质性过程的优势地位构成了癔症迹象（精神性瘫痪或感觉缺失），构成了精神与身体的症状，或构成了我们在精神衰弱症或精神分裂症的某些形式中经常遇到的一系列疑病性忧虑。作为疾病的组成部分，这些器质性或准器质性形式对主体来说就是理解他疾病的模式。

2）在强迫症的大部分错乱中，在许多的偏执狂和某些精神分裂症中，病人承认疾病过程同他的人格成为一体，但是以一种反常的方式：他在他的历史中，在他同他身边人的冲突中，在他当前处境的矛盾中重新找到了疾病的开始；他描述疾病的起源；但他同时在疾病的开端中看到了一个使自己生活的意义深刻变质的、可能会危害生活的一种新存在方式的爆发。那些嫉妒者的情况就是证据，他们用自己猜疑的详细起源去为自己的怀疑、判断狂、妄想性的系统化辩护，他们好像在整个存在过程中都在稀释自己的症状；但是他们承认，从某次经历或从他们情欲的某个断层开始，他们的存在方式就完全被转变了，他们承认自己的生活被腐蚀了，也承认无法再承受这种生活了。他们在自己的病态嫉妒中看到了存在的最深层真理和最彻底的不幸。通过把这种病态嫉妒归诸整个过去的生活，他们将病态嫉妒正常化了；但是通过把它作为一种突然的动荡隔绝起来，他们又脱离了这种病态嫉妒。他们把疾病理解成一种命运；他们的疾病通过破坏生活来完成生活。

3）这种反常的统一性无法一直保持：这样一来，疾病的元素便脱离了它们正常的背景，向它们自己重新关闭，构成了一个自主的世界。对病人来说，这个世界有很多客观性的迹象：它被各种外在的力量推动和搅扰，这些外在力量的神秘性使它们逃脱了一切调查；这个世界偏向简单、抵抗努力。充斥着这个世界的幻觉给了它对现实的丰富感知；将这个世界的元素结合在一起的妄想为它保证了一种近乎理性的一致性。但是对疾病的意识不会在这种准客观性中消失；它依然存在，至少是以边缘的方式；这个由幻觉元素和结晶化了的妄想构成的世界只是与现实世界并置在一起。病人从不会混淆医生的声音和迫害者的幻觉性的声音，尽管医生对他来说也只是一个迫害者。对病人来说，最稳定的妄想也只是表现得与现实本身一样现实；在两个现实的竞赛中，在这种戏剧般的双重性中，对疾病的意识表现为对另一个现实的意识。

这种与现实世界的对立，或者更准确地说，这两个现实世界的无可缩减的并置，病人是准备好去承认它的：一个有幻觉的人问他的对话者是否跟他一样也听到了缠绕他的声音；他要求他的对话者也承认这个感官上的显然；但是如果这个人给了他一个否定的回答或对他提到的现象一无所知，他也能很好地将就，并宣称在这样的条件下只有他自己能听到。对他来说，经验的这种独特性并不会取消伴随它的确实性；但是通过接受，甚至是肯定这种特殊性，他承认了他的世界奇怪的、独特得令人痛苦的特性；通过接受两个世界，通过与第一个世界适应，就像他适应第二个世界一样，他在举止的背景上表现了对疾病的一种特异的意识。

4）最后，在精神分裂症最高程度的形式中和痴呆的各种状态中，病人被他的疾病世界吞没了。然而他把他离开了的世界作为一个遥远和晦涩的现实来理解。在这个最真实的经验——事件、听到的话语、身边的人——获得了一种幽灵面貌的昏暗背景中，病人好像还保存着对他疾病的一种海洋般的感觉。被疾病世界淹没的他对自己的处境是有意识的，而且我们可以根据痊愈的病人们的故事假设疾病的印象一直存在于主体的意识中，现实都是在梦的模式上以乔装和严格意义上的变形被理解的。治疗并治愈了一个女精神分裂症患者的泽歇哈耶女士收集了该病人在患病期间感受到的印象，她讲到："可以说，我对世界的感知让我以一种更加模糊的方式感觉到了事物的古怪。在沉默和无限之中，每个物件都像是用刀切下来的一样，物件在真空中、在无限中被摘下来，与其他物件分离。由于不断地做它自己，与它周围的事物没有联系，它便开始存在了……我感觉自己被抛出世界，处在生活之外了，就像一个不断在我眼前展开的，而我却无法参与进去的混沌的电影观众一样。"她还补充道："人们就像在梦中一样重新出现；我无法分辨他们各自的特征。"①这样一来，对

---

① 泽歇哈耶，《一个精神分裂症女孩的日记》（*Journal d'une schizophrène*），第50页和第56页。

疾病的意识就只是在一个世界面前的痛苦了，这个世界受到承认，因为它暗含地牵扯到一个现实，只是这个现实已变得无法进入了。

精神疾病，不管其形式如何，也不管它包含的神志模糊的程度如何，它总是牵扯到一个对疾病的意识；疾病世界永远都不是一个所有对正常的参照都被取消了的绝对；正相反，为了它自己的存在，疾病意识总是与一个双重参考一起展开，或者是参考正常和疾病，或者是参考熟悉和陌生，再或者是参考特殊和一般，又或者是参考清醒和梦境。

* * *

但是这种疾病意识不能被概括为它从疾病里获得的意识；它也针对一个疾病的世界，我们现在应该研究这个世界的结构，以此用思想分析来补充思维分析。

1）明可夫斯基（Eugène Minkowski）先生研究了疾病世界的短暂形式中的紊乱。他主要分析了一个类偏执狂的案例，在这个案例中，病人感觉自己受到了没有任何预防措施能防止的灾难的威胁：紧迫性每一刻都存在着，他所担心的不幸虽然从来没有发生，但也无法证明它不会发生在接下来的时刻。让他感受到威胁的灾难就是被世界中一切属于残渣、尸体、碎屑、垃圾的东西压碎。在这个妄想内容和灾难紧迫性的焦虑主题之间，很容易发现一个意指关系："残余物"的烦扰在主体那里表现为他没有能力设想一个事物如何能消失，也没有能力设想不再存在的东西如何能不再延续。对他来说，过去的积累不再能被清空；而相应地，过去和现在也不再能预计将来；没有任何已获得的安全感能保证抵御未来中包含的威胁；在未来中，一切都不合逻辑地成为可能。这样，在它们妄想性的交错中，这两个主题就揭示了时间性中一个重大的紊乱；时间不再投射也不再流逝；过去堆积起来；在唯一能通往的未来中只能包含一个承诺，即现在被不断加重的一大团过去压碎[1]。

这就是说，每种错乱中都包含已过去时间的一种特异变质。例如，宾斯万格（Ludwig Binswanger）在《论意念飘忽》（*Ideenflucht*）中定义了躁狂症患者生活的短暂紊乱：因为被压碎，躁狂症患者生活中的时间变成了短暂的；而且，由于它既不通向过去也不通向未来，它绕着自己打转，一会儿跳跃，一会儿重复。要想理解"意念飘忽"以及它在主题重复和跳跃且没有逻辑的联合之间交替的特征，就需要在被如此扰乱的时间性的背景上。精神分裂症患者的时间也是断断续续的，但它是被突然和可怕的紧迫性打碎的，病人只能通过一个空洞的永恒的神话才能逃离这种紧迫性；就这样，精神分裂症患者的时间性被分成了碎块状的焦虑时间和既没有形

---

① 明可夫斯基，《一生的时光》（*Le temps vécu*）。

式也没有内容的妄想的永恒①。

2) 对作为已经历世界的结构的空间也可以做相同的分析。

有的时候，距离会坍塌，就像在这里认出了他们在别处认识的人的妄想症患者的情况；或者是那些能听见自己的声音，但不是在人们放置声源的客观空间里，而是在一个神话空间，在一种参照轴不稳定和运动的准空间中听见自己声音的有幻觉的人的情况那样：他们在这里，在自己身边，在自己周围，在自己体内听见了迫害者的声音，而他们又同时把这些声音定位在墙外，定位在远过城市和边界的地方。每个物件都有其地理位置，各种前景都衔接在一起的透明空间被物件混合，在一种即时的运动性中相互接近和疏远，无运动地移动并最终融合在一个没有前景的视野上；就像明可夫斯

---

① 宾斯万格，"于尔格·聪德案例"（Der Fall Jurg Zund），《瑞士神经病学档案》（*Schweizer Archiv f. Neur.*），1946。

基先生说的，"清楚的空间"在"模糊的空间"中变得朦胧，就像恐惧和黑夜的空间，或者更准确地说，这两个空间混合在疾病世界中，而不是像它们在正常的世界中一样分置[1]。

在其他情况中，空间变成岛状和僵直的。物件失去了标志着使用它们的可能性的这个嵌入迹象；它们呈现在一个独特的完满中，脱离它们的背景，而且在隔离中表现自己，与其他物件既没有现实的联系也没有虚拟的联系；工具性的关系消失了。罗兰·库恩（Roland Kuhn）先生在这个方向上研究了一些精神分裂症患者的"极限"妄想：他们给予极限、边界、墙，给予一切用于封闭、关闭和保护的东西的重要性与事物布置中的内在统一性的缺失有关；当这些事物"无法保持"在一起的时候，就需要在外部保护它们，把它们维持

---

[1] 明可夫斯基，《一生的时光》。

在一个本质里没有的统一性之中。物件失去了它们的统一和空间，失去了空间的一致性；就像这位不停地画虚构城市地图的病人一样，其中的堡垒保护的可能只是一群没有含义的建筑物。"用具性"（ustensilité）的含义在空间中消失了；就像海德格尔（Martin Heidegger）说的那样，"应手状态"（Zuhandenen）的世界对病人来说只是个"显在状态"（Vorhandenen）的世界。

3）在病人的存在结构中，被疾病扰乱了的不只是时空环境，或环境世界（Umwelt），还有共同世界（Mitwelt），即社会和文化领域。对病人来说，他人不再是一个对话的搭档和任务的协同者；他人不再出现在社会牵连的背景上，他失去了他的"社会"（socius）现实，在这个荒无人烟的世界中变成了外人。十分频繁出现的"他人象征现实缺失"症候群涉及的正是这种根本变质：面对语言、表达系统以及他人身体时的特异感；难以进入对他人的存在的确信；人与人世界的迟钝和疏远，在这个世界中，被表达的事物僵住不动，含义严重地无视事物，象征获得了谜的重力：这是精神衰弱症患者和大多数精神分裂症患者的僵硬的世界。泽歇哈耶女士的女病人这样描述了她最初的非现实感觉中的一个："我当时在少年之家；我突然看到大厅变得巨大无比，好像被一种可怕的光照亮了一样……学生和女老师们好像是没有理由、没有目的地活动的木偶……我听他们的交谈，但是理解不了这些话语。他们的声音在我听起来像是金属般的，没有音色也没有热情。偶尔一个词语会脱离整体。它在我脑海里重复，就像用刀切下来的一样，很荒谬。"孩子很害怕，女老师过来，让她安心："她亲切地朝我微笑……但是她的微笑没有让我安心，反而增加了我的焦虑和不安；因为我看到了她整齐的白色牙齿。这些牙齿在极亮的光线下显得耀眼，很快就完全占据了我的视线，尽管它们还是牙齿，但好像整个大厅只是在一种难以抗拒的光线下的无数牙齿一样。"①

在疾病的另一个极点上，还有无限流畅的幻觉性妄想世界：在那里，纷繁的准识别不断重新开始，其他人中的每一个都不是一个任意的他人，而是不断遇到、不断驱赶又再次遇到的主要他者；尽管有千般面孔，但出现的都是骗人和杀人的、遭痛恨的男人和策划死亡大阴谋的凶残女人。每张脸，不管是陌生还是熟悉，都只是一个面具；每句话，不管是清楚还是晦涩，都只隐藏一个含义：迫害者的面具和迫害的含义。

可以区分精神衰弱症中的面具和幻觉性妄想中的面具：在第一种面具的单调中，人的面孔的真理开始消失；在第二种面具的无数个外形之下，有幻觉的人的妄想经验重新出现，这种经验唯一、稳定，并且带有不可避免的含义。

---

① 《一个精神分裂症女孩的日记》，第6页和第7页。

4) 最后，疾病能够触及人的个体领域，人对自己身体的经验在那里展开。这时，身体不再是世界各种道路展开其可能性时所围绕的参考中心。同时，身体在意识领域中的在场也变质了。有时候身体的在场变浓，一直到变成了一个笨重和静止的事物；它变成了一种客观性，在这种客观性中，意识不再能识别它的身体；主体感觉自己像是尸体或没有生气的机器，所有的冲动都出自一种神秘的外在性。以下是明可夫斯基先生观察过的一位女病人的说明："每隔一天我的身体就硬得像木头。今天，我的身体就像这面墙一样厚；昨天，我每一刻都感觉身体像是黑水，比这个烟囱还黑……我的牙齿厚得像抽屉的隔板……可以说我的身体厚得、粘合得和光滑得就像这地板。"①

还有的时候，对身体及其空间性和本体经验感受所附着

---

① 引自阿胡里亚格拉（Julian de Ajuriaguerra）和埃康（Henry Hécaen）的《身体幻觉》（*Les hallucinations corporelles*）。

的那种密度的完整意识最终衰弱到只是无身体生活的意识和对一个不死的存在的信仰；自己的身体的世界、"自我世界"（Eigenwelt）的内容好像被掏空了，而这种只剩下不死意识的生命也在它通过对一切食物、一切身体护理、一切物质忧虑的拒绝而准备的缓慢死亡中衰竭。宾斯万格观察过一位女病人埃伦·韦斯特，我们在这位女病人那里又看到了这种自我世界的紊乱，同时还在她那里看到了融入世界的各种形式正在松开。她不再能意识到这种根据空间中划出的虚拟道路来在世界里辨别方位和运动的存在模式；她不再知道如何"平衡地站在地上"了；她被夹在轻盈的欢腾及翱翔的欲望和被一片令人压抑、瘫痪的泥泞大地捕获的烦扰之间。在快乐的即时运动性和使人陷入困境的焦虑之间，坚实稳固的身体运动空间消失了；世界变成"静寂、冰冷和死气沉沉的"；这位女病人把自己的身体幻想成因不坚实性而摆脱了一切物质性的纤弱和轻盈的流动性。精神病就是在这个背景上表现的，通过超过十三年的疾病发展最终把她引向自杀的症状（担心变胖、厌食、情感冷漠）也是这样显现出来的[1]。

* * *

我们会倾向于将这些分析缩减为历史分析，并自问，我们所说的病人的世界是否不仅仅是对他的历史所做的一个武断的切面，或者至少是他的未来到达顶点的最后状态。事实上，如果说罗兰·库恩的病人鲁道夫在他母亲的尸体旁待了很久，而他那时还只是一个小孩子，还不知道死亡的含义，那不是他疾病的原因；与尸体的长时间接触同后来的恋尸狂以及最后的谋杀未遂只能在使死亡、尸体、僵硬冰冷的身体、阴森的眼神获得一个地位和含义的世界已形成的条件下才能建立意义上的联系；需要这个死亡和黑夜的世界面对白

---

[1] 宾斯万格，"埃伦·韦斯特案例"（Der Fall Ellen West），《瑞士神经病学档案》，1943。

天和生命的世界时获得优势的位置；需要曾在他那里引起了如此多惊叹和焦虑的、从一个世界向另一个世界的过渡依然使他着迷，以至于想要通过与尸体的接触和谋杀一个女人来加快它①。疾病的世界没有被历史的因果关系解释（我指的是心理历史的因果关系），相反这种因果关系只因这个世界存在才有可能，是这个世界推动了因和果、先和后的联系。

但是可能应该考察"疾病的世界"这个概念，以及将它与由正常人构成的世界区别开来的东西。无疑，现象学分析拒绝先验地区分正常和疾病："现象学描述的合理性不只限于对正常和不正常的评判。"②但是在调查过程中，疾病表现为这个正常世界的根本特征。实际上，这个疾病世界的想象的，甚至是梦一样的形式，它对所有跨主体性的前景的不透明都把它揭示成了一个"私人的世界"，一个自有的世

---

① 罗兰·库恩，"恋物型抑郁患者谋杀案的审判"，《精神病学月刊》，1948。
② 同上。

界；宾斯万格在谈到疯癫的时候重申了赫拉克利特(Heraclitus)谈到睡眠时说的话："醒着的人有一个唯一和共同的世界；睡着的人转向了他自己的世界。"①但是这种病态存在同时又以一种十分特别的投入世界的风格为标志：失去了世界的含义，失去了世界的基本时间性，主体将这种存在转交给了使其自由得以显露的世界；无法掌握这个世界的含义，他把自己抛给了事件；在这个分成碎块且没有将来的时间里，在这个没有一致性的空间中，我们看到了一个将主体像交付给外在命运一样交付给世界的倾覆的标志。就像宾斯万格说的，疾病过程是一个"世俗化"(Verweltlichung)过程。疾病的症结就在一个私人世界和一个对世界的不真实性的委身的这种矛盾统一之中。或者用另一种词汇来说，疾病既是向最坏的主观性的退隐又是向最坏的客观性的跌落。

---

① 宾斯万格，"梦与存在"(Traum und Existenz)，《新瑞士评论》(*Neue Schweizer Runschau*)，1930。

但这可能就触碰到了精神疾病要求有新分析形式的悖论中的一个：如果精神失常者的这种主观性同时也是受世界的召唤而对世界的委身，那么难道不应该向世界本身去询问精神疾病谜一样的身份吗？疾病的整个含义核心难道不是属于它出现的地方——而且首先就是因为它是在那里被勾勒成疾病的这个简单的事实吗？

第二部分　疯癫与文化

引　言

　　前面的分析定下了心理学可以用来定位疾病现象的坐标。但是如果说这些分析说明了疾病的出现方式，它们却没有能显示出疾病的出现条件。认为机体发展、心理历史或人在世界中的处境能够揭示出这些条件是错误的。无疑，疾病是在这些条件中表现的，疾病的模式、表现方式和风格是在这些条件中显露的。但是疾病偏移的根源却在别处。

　　布特鲁（Emile Boutroux）曾用他的词汇说过：心理法则，哪怕是最普遍的，都同一个"人性阶段"有关。长久以来，一个现象已经变成了社会学和精神病理学的老生常谈：疾病只在承认它是疾病的文化内部才有其现实和价值。让内的有幻觉并且表现出伤痕的女病人要是在别的文化中就会被认为是一个有预见力、会变魔术的人。在感染性的感应领域中运动的强迫症患者也好像在其祝祷性举动中重新找回了原始巫师的习俗：他用于操纵自己强迫所针对的物件而做的仪式便获得了一个含义，在我们看来，这种对禁忌的信仰是病态的，但是对原始人来说，这只是正常地为了同禁忌中的不明力量和解，确保能够变害为利。

然而，病态现象的这种相对性并非立刻就是清楚的。涂尔干认为自己通过一种既属于发展主义又利用统计的设想解释了这种相对性：在一个社会中，人们把那些偏离于平均常态，表现出过去发展过程中已经被超越的步骤，或预示一个刚刚开始的发展的后阶段现象看作疾病现象。"如果我们可以用平均类型来命名通过将人种最常见的特征集中成唯一的整体、集中成一种抽象的普遍性而构成的概括性的人的话……那么我们可以说，任何与这个健康标准的偏差都是一种病态现象"；为了补充这个统计学观点，他又说道："要想说一个社会现象对于一个特定的社会来说是正常的，那只能是相对于这个社会的一个同样是特定的发展阶段来说。"（《社会学方法的规则》）美国心理学家们的构想与涂尔干的观点相距不远，尽管所牵扯到的人类学内容十分不同。鲁思·本尼迪克特（Ruth Benedict）①认为，每个文化都会选择一些潜在性来构成人的人类学星团：某个文化，例如夸扣特尔部族（Kwakiutl）文化，把对个体自我的颂扬作为主题，而像祖尼人（Zuni）这样的文化却彻底排斥这种做法；侵犯在多布人（Dobu）那里是被优先选择的举止，而它在普韦布洛人（Pueblos）那里却是被制止的。因此，每个文化都有自己

---

① 《文化模式》（*Échantillons de civilisation*）。

对疾病的看法，其轮廓是由被这个文化忽略或镇压的所有的人类学潜在性勾勒的。洛伊（Robert Harry Lowie）在研究克劳族（Crow）印第安人的时候提到了这些人中的一个，他对自己部落的文化形式有着很了不起的了解，但是他没有能力应付物理危险；在这种只给侵犯性举止以可能性和价值的文化形式中，他在理智上的品质使他被他人认为是不负责任的人，是无能的人，甚至干脆就是一个病人。本尼迪克特说："就像自然反应接近于作为他们社会特征的这种行为的人受到优待一样，在他们的文明中并不存在、自然反应处在这种行为弧线之下的人处境艰难。"涂尔干（Emile Durkheim）的构想与美国心理学家的构想有这样一个共同点，在这两种构想中，疾病是在同时负面和潜在的面貌下被考虑的。负面，因为疾病是相对于一个平均值、一个标准、一个"典范"（pattern）而被定义的；而且，疾病的整个本质都包含在这个偏差之中：疾病从本质上就是边缘性的，它与一个文化能建立的关系只包括它是一种无法为这个文化所容纳的举止。潜在，因为疾病的内容由疾病中表现出来的本身并非病态的可能性来定义：对涂尔干来说，这是对平均值的偏差在统计上的潜在性；对本尼迪克特来说，这是人类本质的人类学潜在性；在两种分析中，疾病都处在充当一个社会群体的文化现实边缘的潜在性中间。

这无疑是没有考虑疾病在一个社会中所表现出来的正面和现实的东西。的确，有一些得到承认的疾病在一个群体的内部是具有地位和功能的。这样一来，病人相对于文化类型来说就不再是一个简单异常的人了，他是这个类型的各种元素中的一个，是这个类型的各种表现中的一个。我们先把北美洲达科他人（Dakota）中双灵（Berdaches）的著名案例放在一边，这些同性恋者拥有祭司和巫师的宗教身份、工匠和饲养员的经济角色，这与他们的性举止的特殊性有联系。但是没有什么能够指出在他们的问题上、在他们的群体中有着对疾病的清楚认识。相反，人们发现这种意识与十分明确的社会制度有关。根据卡拉韦（Henry Callaway）的说法，在祖鲁人（Zoulous）中，人们这样变成萨满："开始的时候"，正在变成萨满的人"外表健壮，但是随着时间的推移，他变得越来越纤弱……他不停地喊疼……他梦见各种各样的东西，他的身体沾满了泥……他会痉挛，只有人们往他身上洒水的时候痉挛才能停止一会。稍有照顾不到，他就流泪，然后就大声哭泣。一个即将变成预言者的人是一个巨大的混乱因素"。因此，认为萨满特有的举止是祖鲁人中受到承认和肯定的潜在性，但是在欧洲人中被定性为疑病症或癔症，这一观点是错误的。这并不只是因为疾病意识在这里不是专属于社会角色，而且还因为疾病意识会引起社会角色。获得承认的疾病被揭露它的群体赋予了一个地位。我们还能找到很多关于不久前在社会中由村镇里的傻子和癫痫患者扮演的角色的例子。

如果涂尔干和美国心理学家们把偏移和偏差当作是疾病的属性本身，那无疑是因为他们共有的一种文化幻觉：我们的社会不愿意在它驱逐或禁闭的这个病人中认识自己；就在它诊断出疾病的时刻，它就排斥了病人。因此，那些把病人看作是异常的人，在反常中寻找疾病根源的心理学家和社会学家们的分析主要是文化主题的投射。实际上，一个社会能够在其成员表现出的精神疾病中得到更正面的表现；而且不管这个社会给予这些疾病形式以什么地位：不管这个社会把它们放在其宗教生活中，就像原始人中常见的情况那样；还是这个社会通过把它们放置在生活的外部而驱逐它们，就像我们的文化所做的那样。

　　这样一来便要提出两个问题：我们的文化是如何最终赋予疾病以偏移的含义，如何赋予病人一个排斥他的身份的？我们的社会又是如何在它拒绝去认识自己的这些疾病形式中表达自己的？

第五章　精神疾病的历史构成

西方世界给予疯癫以精神疾病的身份是相对新近的事。

人们说，甚至过多地说，在实证医学到来之前，一直把疯子看作是"被附身的人"。在那以前，所有的精神病学史都想指出在中世纪和文艺复兴时期的疯子背后隐藏着一个不为人知、处在宗教和巫术含义的紧密网络中的病人。因此，要等到无偏见的，而且最终是科学的医学眼光的客观性出现后才能发现人们此前只能辨认出超自然反常地方的本质损坏。这种解读建立在一个事实的错误之上：即疯子被看作是被附身的人；建立在一个不准确的偏见之上：即被定义为被附身的人们都是精神疾病患者；最后，建立在一个推理的错误之上：人们推断，如果被附身的人的确是疯子，那么疯子也的确是被当成被附身的人来对待的。实际上，附身问题的情结并非直接来自一个疯癫的历史，而是来自宗教观念史。在 19 世纪以前，医学曾两次干涉附身问题：第一次是从约翰·魏尔（Johann Weyer）到邓肯（Marc Duncan）（从 1560 到 1640 年），是由议会、政府，甚至是天主教高层号召，针对某些继续进行宗教审判的修道院下达的一些命令；因此，医生们负责证明所有魔鬼的协定和仪式都能够以一种失常的想象能力来解释；第二次是在 1680 到 1740 年间，由整个天主教教会和政府号召，针对由路易十四统治末期的一系列迫害引起的新教和詹森教的神秘主义的爆发；医生们被教会权力机构召集在一起，负责证明所有出神、神灵感应、先知论和圣灵附体现象（当然是在异教徒那里）都只是由情绪或精神的剧烈运动引起的。因此，医学对所有这些宗教和准宗教现象的吞并与定义了精神疾病的伟大工程相比只是一个单边的插曲；尤其是这种吞并并非来自医学发展自身的努力，而是宗教经历本身为裁决目的而以一种次要的方式来号召医学证明和批判的。相同的批判在事后被医学应用到所有宗教现象，并且转过身来损害原本求助于它的教会，乃至于针对整个基督教经历，这就是这段历史的宿命了：它以一种悖论的方式同时指出，宗教属于神经症的幻想能力，而被宗教判决的人同时是他们的宗教和神经症的受害者。但是这种颠覆于19世纪才开始，也就是从精神疾病的实证主义风格已经形成的时期开始。

实际上，在19世纪前，西方世界对疯癫的经验是很多形的；我们如今的"疾病"概念对这种经验的没收不应该让我们对它在初期的丰富产生幻觉。无疑，从希腊医学起，疯癫领域中一定的部分已经被各种病理概念以及与其相连的实践占领了。在西方世界一直都有针对疯癫的医学疗程，大多数的中世纪医院，如巴黎的主宫医院 (l'Hôtel-Dieu) 中都设有专给疯子准备的病床（往往是封闭的病床，就像巨大的笼子，以便拦住发狂的病人）。但这只是个有限的区域，仅限制在被人们判断为可以治疗的疯癫形式（"狂乱"、短暂的暴力或"忧郁性的"发作）。而在这些形式周围，疯癫还有一个广大的扩展范围，但是没有医学的支撑。

这个扩展范围的尺寸不是稳定的，它随时代而变化，至少其可见的方面是这样。有时候它是暗含的，就像藏在水面下；相反有时候它又浮出水面，大量出现并且毫无困难地融合在整个文化格局中。15 世纪末肯定是疯癫与语言的基本能力重新建立联系的时期之一。哥特时代的最后一些表现都在一种连续的运动中依次被死亡和疯癫的烦扰统治。继无辜婴儿墓中表现的《死神舞》(*Danse macabre*) 和比萨柱廊墓园墙上颂扬的《死神的胜利》(*Triomphe de la mort*) 之后，便是整个文艺复兴时期欧洲都十分乐于举行的难以计数的疯子舞和疯子节。当时有受民众喜爱的由"疯人联盟"奉献的演出，如在佛兰德（Flandre）的《蓝色的船》；有从博斯（Jérôme Bosch）的《愚人船》（*La nef des fous*）到勃鲁盖尔（Pieter Brueghel）和《疯女玛戈》（*Margot la Folle*）的一系列肖像画；还有许多博学的文本、哲学或道德批判的书籍，如布兰特（Sébastien Brant）的《愚人船》（*Stultifera Navis*）或伊拉斯谟（Érasme）的《愚人颂》（*Éloge de la folie*）。最后还有关于疯癫的一整套文学：伊丽莎白一世时期的英格兰戏剧和法国前古典时期的戏剧中精神错乱的场面属于戏剧结构的一部分，就像梦幻和稍后出现的招认场面：这些场面引导幻觉走向真理，将虚假的结束引导到真正的结局。这些场面是这种巴洛克风格戏剧和同时期小说的基本推动力之一：骑士故事中的伟大冒险往往变成了无法控制其空想的精神荒唐。文艺复兴末期的莎士比亚（William

Shakespeare）和塞万提斯（Miguel de Cervantes Saavedra）见证了早在一百年前就由布兰特和博斯宣布了其接下来的统治魅力的这种疯癫。

这不是说文艺复兴时期没有治疗疯子。正相反，从 15 世纪开始我们就看到了首先在西班牙（在萨拉戈萨），随后在意大利开放的为疯子准备的第一批大型拘留所。我们看到，这些疯子中的一大部分都接受了一种受阿拉伯医学影响的治疗。但是这些实践都是局部的。疯癫基本上都是在自由状态中被感受到的；它广泛传播，属于共同环境和共同语言的一部分，它对每个人来说都是一个颂扬多于控制的日常经验。17 世纪初在法国有一些著名的疯子，公众——有文化的公众乐于以他们取乐；有些人，如布卢埃·德·阿尔贝尔（Bluet d'Arbères）写出的书被人作为疯癫的作品出版和阅读。一直到大约 1650 年，西方文化都奇怪地对这些经验形式表现出了热情。

　　　　　　　＊　　＊　　＊

　　17 世纪中期，情况突然改变了：疯癫的世界变成了排斥的世界。

　　人们创建（而且是在整个欧洲）大型的拘留所，不仅仅收容疯子，而且还收容一系列彼此很不同的人，至少根据我们的感知标准来说是不同的：人们监禁贫穷的残疾人、悲惨的老人、乞丐、长期失业的人、性病患者、各种放荡的人、一些因家庭或皇权想要避免公开处罚的人、败家的父亲、不守规矩的教士，简言之是一切相对于理性、道德和社会的秩序而言表现出"碍事"迹象的人。正是在这种精神状态下，政府在巴黎开设了收容总署（l'Hôpital général），以及比塞特精神病院（Bicêtre）和硝石库精神病院（la Salpêtrière）①；此前

---

① 比塞特精神病院即巴黎男子疯人院；硝石库精神病院即巴黎女子疯人院。——译者

不久，圣味增爵·德保罗（Saint Vincent de Paul）也把老圣拉扎尔麻风病医院（léproserie de Saint-Lazare）变成了这种类型的监狱；后来，原先作为医院的沙朗通疯人院（Charenton）也向这些新式机构看齐了。这样，在全法国，每个大城市都有自己的收容总署了。

这些拘留所没有任何医疗职能；人们被收容不是为了治疗；人们进去是因为自己无法或不应该再属于社会的一部分。因此在古典时期，疯子和其他各式的人所提出的不是疯癫与疾病的关系问题，而是社会同它自己、同它自己在个体行为中认可和不认可的东西之间的关系问题。禁闭无疑是一种救济措施，它享受到的大量基金支持就是证据。但它是这样一种系统，即它的理想就是完全将自己封闭起来：在收容总署，就像在差不多同时代的英国济贫院（Workhouses），强制性劳动都占支配地位；人们在里面纺线、织布、制造各种物品，然后低价在市场上出售，用获得的收益维持医院的运转。但是劳动的义务也扮演着惩罚和道德控制的角色。也就是说，在正在形成的资产阶级世界中，一个重大的恶习，商业世界中典型的罪恶刚刚被定义出来：它不再是傲慢或贪婪，就像在中世纪时那样，而是游手好闲。所有居住在拘留所里的人共有的类型特征，就是他们所处的没有能力参与财富生产、流通或积累的处境（不管是因为他们自己的过错还是因为事故）。人们对他们的排斥与他们的这种无能成正比，这种排斥也标志着在现代世界中出现的、此前并不存在的断裂。因此，禁闭在其起源和原始含义中是与社会空间的这种结构重组联系在一起的。

这种现象对于当代对疯癫经验的构建来说具有双重的重要性。首先，因为长期以来明显作为人们谈资的、存在于前景上的疯癫消失了。它进入了一个销声匿迹的时期，并且短时期内不会走出这种沉默，它被剥去了自己的语言；如果说人们还能继续谈论它的话，它自己却无法再谈论自己了。这是不可能的，至少一直到弗洛伊德之前是不可能的，因为弗洛伊德第一个重新开启了理性与无理性在一个共同的、却随时都有可能断裂和松解成难以理解的语言中交流的可能性。

另一方面，在禁闭中，疯癫又结下了新且奇怪的亲缘关系。这种把性病患者、放荡的人和许多恶劣或轻微的罪犯集中在一起的排斥空间引起了一种难以理解的同化作用；疯癫同道德上的和社会的罪行结下了它可能还没有准备好去中断的亲属关系。我们不必惊讶于人们从18世纪起就发现了在疯癫和所有"因爱情而导致的罪行"之间的一种亲缘关系，也不必惊讶于疯癫从19世纪起就成了各种罪行的继承人，因为这些罪行能够在疯癫中找到自己存在的理由和无罪的理由，更不必惊讶于疯癫于20世纪在它自己的中心发现了罪恶和侵犯的原始核心。所有这些都不是在其本质的真实性中对疯癫的逐渐发现，而只是西方历史三百年来对疯癫的沉积。疯癫要比我们通常所想的更加悠久，但同时也更加年轻。

＊　＊　＊

禁闭令疯癫沉默的首要功能只保持了一个多世纪。从 18
世纪中叶起，担忧再度复活。疯子在人们最熟悉的领域内重
新出现，人们又一次看到它成了日常生活中的一部分。《拉
摩的侄子》（*Neveu de Rameau*）为此提供了证明。也就是说
在这个时期，将疯癫放置在众多错误、罪恶和罪行的行列中
间的修正性世界开始解体。对专横监禁的政治揭露；对传统
救济基金和形式的经济批判；像比塞特精神病院或圣拉扎尔
麻风病医院，这些成了罪恶中心的拘留所在大众中间造成的
烦扰——所有人都要求取缔禁闭。重新获得了自由的疯癫会
变成什么呢？

1789 年以前的改革者们以及大革命本身都既想取消作为
旧压迫象征的禁闭，又想尽一切可能限制作为悲惨阶级存在
标志的收容性救济。人们试图找到一个穷人能在自己家里享

受的、从而避免收容所烦扰的经济帮助和医疗照顾的方法。但是疯子们的特征是，一旦重获自由，他们就会给家庭和所在的群体带来危险，因此有必要把他们收管起来，并对任"疯子和危险动物"游荡的人处以刑罚。

正是为了解决这个问题，在大革命和第一帝国时期，旧的拘留所都被一点一点地分配给了疯子，但是这次是只给疯子。因此那个时期的仁慈解放的是所有其他人，除了疯子；这些疯子成了禁闭的自然继承人，成了旧排斥措施的优先享有人。

这时的禁闭无疑有了一个新的意义：它成了具有医疗特征的措施。皮内尔（Philippe Pinel）在法国、图克（Samuel Tuke）在英国、瓦格尼茨（Heinrich Balthasar Wagnitz）和赖尔（Johann Christian Reil）在德国都把他们的名字与这种改革连接在了一起。所有精神病学或医学史都在这些人物身上发现了一种双重到来的象征：人道主义的到来和终于属于实证的一种科学的到来。

然而实际情况完全不是如此。皮内尔、图克，以及他们的同代人和后继者没有结束旧的禁闭做法；相反，他们使这些做法在疯子周围收得更紧了。图克在约克近郊实现的理想收容所是要在疯子周围重建一个准家庭，要让疯子感觉像是在自己家里一样；实际上正是因为如此，他就要服从于一种从不间断的社会和道德的检查；治愈他就意味着重新反复灌输给他从属、谦卑、罪恶、感激这些作为家庭生活道德骨架的感情。为了实现这个目标，人们使用如威胁、惩罚、剥夺食物、侮辱等手段，简言之，就是一切既能让疯子变成幼儿又能让他产生负罪感的手段。皮内尔在"释放"了1793年还被禁闭在比塞特精神病院里的"戴枷锁的人们"后，也使用了类似的方法。当然，他取消了（其实也不是全部取消）在身体上限制病人的有形的锁链。但是他又在病人们周围重建了一条道德的枷锁，将收容所转变成了一种无休止的审判法庭：疯子的一举一动都被监视，他的意图被贬低，他的妄想被驳斥，他的错误被丑化，一切对正常举止的偏离都要被立即惩罚。这一切都受医生的领导，他的职责远非治疗性干预，而更像是一种伦理检查。在收容所中，他就是道德愈合的狱警。

事实还不仅如此。尽管禁闭措施的范围十分广，古典时代还是让有关疯癫的医疗实践继续存在，并发展到了一定的程度。在普通的医院里有专为疯子准备的部门，人们对疯子进行治疗；尤其是因为气郁和神经疾病的大量增加，17 世纪和 18 世纪的医疗文献也试图定义对精神失常患者的最恰当的治愈手段。这些治疗既不是心理治疗也不是身体治疗；它们同时是身体和心理的治疗——笛卡儿（René Descartes）对延展和思想的区分还没有影响到医疗实践的统一性；人们让病人淋浴或泡澡以唤醒他的精神或纤维；人们给他注入新鲜血液以便更新他被搅乱了的血液循环；人们试图引起他的强烈印象以便改变他想象活动的发展。

然而这些受当时生理学保护的手段是在一个纯粹镇压性和道德的背景下被皮内尔及其后继者重新使用的。淋浴不再用于唤醒，而是用于惩罚；人们不是在病人"燥热"的时候应用它，而是在他犯错的时候；即便是已经到了19世纪，勒雷（François Leuret）还在让他的病人们被冰冷的淋浴淋脑袋，并在这个时候同他们交谈，强迫他们承认自己的信仰只是妄想。18世纪时，人们还发明了一种旋转的机器，把病人放在上面，想要让病人因过度地固定在一个妄想念头上的精神发展能够重新运动起来，找回其自然的回路。通过赋予它一个严格属于惩罚的特征，人们在19世纪完善了这个系统：每次有妄想表现的时候，只要病人不悔过，人们都把他转到昏迷。人们还精制了一个绕水平轴自转的活动的笼子，它的运动很强烈，关在里面的病人也变得更加焦躁。所有这些医疗游戏都是建立在此后被抛弃了的一种生理学旧手段的精神病院版本。要点在于，皮内尔时代为禁闭而建立的收容所没有表现出社会排斥空间的"医疗化"；它表现出的是一部分具有社会预防特征而另一部分具有医疗策略特征的手段在唯一的道德制度内部的混乱。

然而就是从这一刻起，疾病不再被认为是借助于想象和妄想同时触及身体和灵魂的总体性现象了。在新的精神病世界，在这个会惩罚的道德世界里，疯癫成了一个主要触及人的灵魂、与其罪恶和自由有关的现象；它从此处在内在性的层面上了；由此，在西方世界，疯癫第一次获得了心理学的身份、结构和意义。但是这种心理学化只是一个隐含的、处在更深层次上的活动的表面后果——通过这种活动，疯癫进入了价值系统和道德镇压。它被圈进了一个惩罚性的系统，在这个系统中，被幼儿化了的疯子在各方面都被视为孩子，被罪恶化了的疯癫也首先被连接到了错误之上。因此，我们不必惊讶于心理病理学——始于埃斯基罗尔（Jean-Etienne

Esquirol）的心理病理学，也包括我们的心理病理学——以这三个定义了它的问题的主题作为指导：自由与机械行为的关系；倒退现象和举止的幼儿结构；侵犯和罪恶。我们在疯癫"心理学"的标题上发现的只是人们用于包围疯癫的活动结果。如果没有19世纪的"慈善"在一种"解放"的虚伪类别下围绕在疯癫周围的德化虐待，那么这一整套疯癫心理学就可能不会存在。

*　*　*

我们说，一切知识都与残暴的基本形式分不开。对疯癫的认知也丝毫不例外。但是在疯癫的问题上，这种关系无疑是特别重要的。因为首先是它让对疯癫的心理学分析成为可能；但尤其因为是它秘密地建立了一切心理学的可能性。不应忘记，"客观的"或"实证的"或"科学的"心理学是在疾病经验中找到其历史根源和基础的。是一种一分为二的分析使人格心理学成为可能；是对机械行为和无意识的分析建立了意识心理学；是对缺陷的分析开动了智力心理学。换句话说，人只在他与疯癫的关系使一种心理学成为可能的时候，即从他与疯癫的关系由外部排斥与惩罚和内部道德同化与罪恶感两个方面一起定义的那一刻起，才成为了一个"可进行心理分析的物种"的。通过确定疯癫相对于这两个基本轴的位置，19世纪初的人们让对疯癫的掌握成为可能，并通过这种掌握使一种一般的心理学成为可能。

一直到18世纪，西方人在这种无理性的经验中遇到了自己真理的黑夜和对自己的绝对争议，但是这种经验会成为进入人的自然真理的途径，对于今天的我们来说，情况还是如此。这样一来我们便理解了，这个进入途径是如此模糊，而且它既要求做客观的缩减（根据排斥的倾斜线），又不停地要求自我召唤（根据道德同化的倾斜线）。当代心理学的整个认识论结构都扎根在与大革命差不多同时期的、涉及人与他自己的关系的事件中。在现代人寻找其真理——又遗失它——的伦理世界表面，"心理学"只是一层薄膜。对于这一点，尼采看得很清楚，但我们却把他理解反了。

这样一来，疯癫心理学就是可笑的，然而它触碰到了本质。

可笑，因为要想创立疯癫心理学，人们就要要求心理学损害其自身的条件，让它转向使它成为可能的东西，让它绕过它本质上无法超越的东西。心理学永远都不可能说出疯癫的真理，因为是疯癫掌握着心理学的真理。然而疯癫心理学必然走向本质，因为它无声无息地走向它的各种可能性结在一起的那个点；也就是说它逆自己的流向上，逐步走向人与他自己建立关系并开创使他成为心理人（*homo psychologicus*）的这种错乱形式。一直推进到它的根源，疯癫心理学不是对精神疾病的控制，也不是通过控制精神疾病从而使它消失的可能性，而是*心理学本身的毁灭和理性与无理*

性之间的这种非心理的、因为无法德化的基本关系的更新。

抛却心理学的所有贫瘠不提，在荷尔德林（Friedrich Hölderlin）、奈瓦尔（Gérard de Nerval）、罗素（Bertrand Russell）和阿尔托（Antonin Artaud）的著作中还在场和可见的，正是这种关系，也是这种关系向人们承诺，将来有一天它可能在同疯癫悲剧性的伟大对抗中重新摆脱一切心理学。

第六章　疯癫，总体结构

　　前面刚刚谈过的东西不是对想要勾勒疯癫现象或想要定义治愈策略的一切企图的先验批判。只是想指出在心理学和疯癫之间有着这样一种关系和如此根本的失衡，它们使每次以心理学字眼处理疯癫的整体、它的本质和属性的努力都徒劳无果。"精神疾病"这个概念本身就是这种一入场就被判刑的努力的表现。被人们称为"精神疾病"的，只是心理学中错乱的疯癫，也就是说疯癫在其本身使之成为可能的心理学中才被异化成了错乱。

在未来，应当试图把疯癫作为总体结构来研究——一个解放了的、不再被异化的、在某种程度上被恢复到其初始语言的疯癫的总体结构。

首先看来，对某些社会以一种特殊态度去对待人的举止和语言中的某些现象没有感觉的文化无疑是不存在的：这些人既非全然被作为病人来对待，又非全然被作为罪犯来对待，也非全然被当成普通人来看待。他们身上的某种东西体现了差异并呼吁被区别对待。我们要避免说这种东西就是会被科学精神确认为精神疾病的晦涩和扩散的第一意识；它只是疯癫经验栖身于内的空洞。但是在这种纯粹负面的形式下已经编制出了一种正面关系，在这种关系中，社会投入并赌上了它的价值。这样一来，在死亡的巨大烦扰、世界末日的恐惧和另一个世界的威胁之后，文艺复兴在这个世界中感到了一种新的危险：来自内在，也可以说是来自大地的隐秘豁口暗中入侵的危险；这种入侵就是将另一个世界放在与这个世界的同一层面上，就像在光秃大地上精神失常者的入侵，以至于我们不再清楚是世界在一种难以置信的幻想中分成了两份，还是另一个世界侵占了我们的世界，或者归根结底我们的世界的秘密就是在我们还不知道的时候已经是别样的了。这种将奇怪放置在熟悉本身的中心的不确定和模糊经验在博斯那里获得了可见的风格：世界上的所有贝类，每根草中都住满了微小、令人担忧和无关紧要的怪物，它们既是真理又是谎言，既是幻觉又是秘密，既同一又不同。《人间乐园》（*Jardin des Délices*）不是疯癫的象征性的和联合的形象，也不是一种处在妄想中的想象的自发投射，而是对一个离自己足够接近也足够遥远的，以至于向精神失常者的绝对差异敞开的世界的感知。面对这种威胁，文艺复兴文化考验了自己的价值，将它们投入到一个处在讽刺多于悲剧的模式之上的斗争中。理性也承认自己好像被一分为二，被自己剥夺了自我：它先前以为自己是理智的，而现在它发疯了；它先前以为自己知道，而现在它成了无知的；它先前以为自己是正直的，而现在它在妄想；当我们以为被知识带领进永恒的光明的时候，它却插进黑暗，插进禁忌的世界。将要统治整个文艺复兴时期的一整套赌博开始了：不是承认自己局限的理性怀疑论的赌博，而是同精神失常者赌输赢的理性的更困难、更危险、更讽刺的赌博。

在这些很一般和原始经验的背景上，其他的已经关联得更好的经验也在形成。它们是刚刚谈到的经验的正面或负面的增值，是对它们的接受和拒绝的形式。很明显，16 世纪正面地增值并承认了 17 世纪将会不了解、贬值和打入沉默的东西。最广义的疯癫处在这里：处在对起初被理解为特异、精神失常、无理性的东西负面增值的文化现象中的这个沉积层上。在这里，道德意义投入进来，防御发挥作用，障碍被竖起，所有的排斥仪式也都在被组织：地理上的分离（就像在印度尼西亚的社会中一样，"特异"的人独自生活，有时是在离村镇几公里远的地方）、有形的分离（就像在我们这些实行禁闭的社会）或仅仅是潜在的、在外部勉强可见的分离（就像在 17 世纪初的欧洲）。

这些分割策略是感知疯癫的框架。能让人说"这个人是个疯子"的识别不是一个简单和立即的行为。这种行为实际上建立在一定数量的预先操作之上，尤其是建立在根据增值和排斥的界限而对社会空间所做的切割之上。当一个医生认为自己诊断出了确实的疯癫现象时，正是这个界限让他能做出疯癫的判断。每个文化都有其特别的界限，而这个界限也随着文化的配置发展；从 19 世纪中期开始，对疯癫的感受性的界限在我们的社会中显著地降低了；精神分析的存在就是这种降低的证明，因为精神分析既是它的后果也是它的原因。需要注意到，这个界限并不一定与医疗意识的敏锐度联系在一起：疯子完全可以被识别和隔离而又不必获得一个明确的疾病身份，就像 19 世纪欧洲的情况那样。

最后，还有与这个界限相关，但相对独立的对疯子的存在本身的宽容。目前在日本，被身边人承认为疯子的人的比例看上去与美国差不多，但是在美国存在着更多的不宽容，因为社会群体（主要是家庭）没有能力吸纳或只是简单地接受异常的人：住院、疗养或与家庭分离等方式立即就会被采取。相反在日本，环境要宽容很多，住院也远不是准则。战争和严重危机期间，欧洲收容所入住人数降低的众多原因中有一个就是环境的吸纳标准有了很大的降低，这个环境很自然地会比平常时期，比不那么受情势所迫的时候更加宽容。

对疯癫的医疗意识最终得以发展，就是在这块由四个层次构成的领域上。这样一来，对疯癫的感知就变成了对疾病的识别。但是还没有什么要求将这种识别变成对"精神"疾病的诊断。阿拉伯医学、中世纪医学，甚至是笛卡儿后的医学都不接受区分身体疾病和精神疾病，每个疾病形式都牵扯人的整体。心理病理学的组织还意味着要有一系列活动，这些活动一方面能分割器质性病理学和关于精神疾病的知识，另一方面能为两个领域定义一个共有的、抽象支配这两个领域中疾病现象的"元病理学"。精神疾病的这种理论组织与一整套实践系统相连：医疗网络的组织、检测和预防系统、救助形式、治疗的分配、痊愈的标准、病人在公民方面的无能和在刑法中的无责任定义：简言之，就是在一个特定文化中定义疯子具体生活的一个大集合。

＊　＊　＊

但这还不是衡量一个社会与这种因相继的分割而逐渐变成疯癫、疾病和精神疾病的精神失常的重大经验所保持的距离的标准。还应该指出相反的运动，即一种文化用以在其抛弃的现象中正面地表达自己的运动。即便是被打入沉默和排斥，疯癫依然拥有语言的价值，它的内容也会在将它作为疯癫来揭露和排斥的东西的基础上获得含义。我们举精神疾病的例子，以及我们的心理学自认为识别了的它的结构和外形。

精神疾病处在发展之中，作为发展过程的一种紊乱，通过它的倒退面貌，它使幼儿期的举止或人格的早期形式表现出来。但是发展主义错误地在这些倒退中看到了疾病的本质和它真实的根源。如果说向童年的倒退在神经症中表现出来，那只是一个结果。要想儿童期举止成为病人的避难所，要想让儿童期举止的重新出现被看作是一个不可缩减的疾病现象，社会需要在个体的现在和过去之间建立一个我们不能也不应该越过的边缘；需要文化只通过强迫过去消失来吸纳过去。而我们的文化确有这种表现。卢梭（Jean-Jacques Rousseau）和裴斯泰洛齐（Johann Heinrich Pestalozzi）在 18 世纪用伴随成长的教育法规则为幼儿建立了一个适合他们的世界，使得幼儿周围有了一个非现实、抽象和过时的环境，与成人的世界没有任何关系。当代教育法的整个发展和它无可指责的保护幼儿不受成人冲突影响的目的增加了分开一个人的童年生活和成人生活的距离。这就是说，为了让幼儿免受冲突的影响，当代教育法的发展将他们暴露在一个重大的冲突之中，即他的童年和真实生活之间的矛盾。①如果我们补充说在这些教育制度中，文化不直接投射其现实以及它的冲突和矛盾，而是通过在一个虚幻的一致性中作为它的借口，为它辩护和让它理想化的神话间接地反映它的现实；如果说在教育法中，一个社会是在渴望它的黄金时期（您可以想一下柏拉图、卢梭的社会，想一下涂尔干的共和制度，想一下魏玛共和国教育法中的自然主义），我们就能理解，疾病的固定和倒退只在某一种文化中才可能；它们增加的条件就是各种社会形式无法了结过去、无法将过去与经验同化到当前内容。倒退性神经症不是表现童年的神经症性质，而是

---

① 或许正是在这两种形式的生活中诞生了弗洛伊德所描述的潜伏阶段现象，并且在他看来与力比多的神秘消失有关。

揭露涉及童年的制度的过时特征。作为这些疾病形式格局的，是在一个社会中遮盖了幼儿渴望的教育形式与这个社会为成人准备的、能显示出社会现实的现在及其悲惨条件之间的冲突。我们对文化发展也可以作相同的论断：宗教妄想以及它们总会牵扯进来的断言系统和神奇前景表现得像是个体相对于社会发展的倒退。这不是说宗教在本质上就是妄想性的，也不是说个体越过了宗教回到了他最可疑的心理根源那里，而是说宗教妄想取决于文化的世俗化：宗教可以是妄想性信仰的对象，条件是一个群体的文化不再能将宗教或神秘主义信仰同化到经验的当前内容。属于这种冲突和对这种冲突的超越有：救世主降临妄想、显圣的幻觉经验，还有在疯癫领域复原现实世界中被撕裂的统一性的爆发式召唤。因此，心理倒退的历史前景处在各种文化主题的冲突中，这些文化主题中的每一个都带有历时性标记以揭示它们多样的历史根源。

个体历史及其创伤和防御机制，尤其是纠缠这个历史的焦虑似乎形成了疾病的又一个心理方面。精神分析将一个"元心理学的"讨论放置在这些冲突的根源处，放置在生和死的本能、快乐和重复、爱神和死神之间的神话边界之上（弗洛伊德自己也说过"本能是我们的神话"）。但这就是把问题中对抗的东西视为解决办法的形式。如果疾病在这种相互矛盾的举止的交错中找到了首选的表达模式，那不是说矛盾的元素像冲突的环节一样在人的无意识中并置，而只是说人把人当成了一种矛盾的经验。一个文化在竞争、利用、群体间的对抗或阶级斗争的形式下确定的社会关系为人们提供了一个不断受矛盾烦扰的人的环境的经验。经济关系系统把人与他人联系在一起，但通过负面的从属关系；将人与同他相似的人在同一个命运中团结起来的共存法则令这个人与那些人在只是这些法则的辩证形式的斗争中对立；经济和社会联系的普遍性让他能够认可世界的一个部分，让他能在任何人的目光中看到一个共同的含义，但是这个含义也很可能是敌对的含义，这一个部分也可能会把他当作外来人。对人来说，他既变成了自己真理的面孔又变成了死亡的潜在性。他在想象中只能遇到令自己的社会关系能够找到它们的稳定性和一致性的情同手足的身份：他人总是出现在被生与死的辩证变得不稳定和危险的一种经验之中。恋母情结这个家庭双重性的症结就像是这种矛盾的缩小版：这种将他同他的父母连接在一起的爱恋性的恨，幼儿不会像携带他本能的模糊性一样携带它；他只会在成人的世界遇见它，由通过自己的举止暗中发现孩子之生等于父母之死这一古老主题的父母的态度详细说明。不仅如此：弗洛伊德通过思考战争神经症，发现了在让 18 世纪欧洲的古典乐观主义得以表达的生的本能之外，还有一个第一次将负面力量引入精神分析的死的本能，这不是偶然的。弗洛伊德想要解释战争，但战争在弗洛伊德思想的这个转折点上梦想成真。或者说是我们的文化在那个时代以一种对它来说明确的方式体验了自己的矛盾：它令人抛弃了古老的团结之梦，承认人能够也应该把人当成一种负面的经验，在仇恨和侵犯的模式上去体验。心理学家为这种经验起名为双重性，他们在这种经验中看到了本能的冲突，看到了关于无数已死神话的神话学。

最后，疾病现象好像在它们的汇合中指明了疾病世界的特殊结构：经过现象学的研究，这个世界呈现出了一个悖论，它是一个不可进入的"私人世界"，病人缩在里面，享有幻想和妄想的随性存在——而与此同时，他又在抛弃的模式上从属于一个强制的世界，这种矛盾的投射可能是疾病的本质活动之一。但是这种疾病形式与引起它的现实矛盾相比只是次要的。作为疾病形式基础的决定论不是为自己世界所迷惑的意识的魔法般的因果关系，而是一个无法通过自己的力量为它引起的矛盾提供解决方法的世界的实际因果关系。如果说被投射进一种妄想性幻想中的世界束缚了投射它的意识，那么意识不是自己落入圈套的，它也不是在这个世界中失去了自己的存在可能性，而是世界因为剥夺了它的自由而无法认可它的疯癫。面向一个妄想性的世界，疾病意识不是因一种想象的强制而受到约束的，而是由于承受现实的强制，意识躲进了一个疾病世界，在那里它再次遇到了这个同样的现实强制，尽管意识在那里已经认不出它来了：因为人不是通过想要逃避现实就能超越现实的。人们大量谈论，说当代的疯癫与机器领域和人与人之间直接情感关系的消失有关。这种联系无疑是正确的，如果说在我们的时代，疾病世界常常有一个机械理性排斥情感生活的连续自发性的世界的样子，这并不是偶然的。但是说生病的人将他的世界机械化，因为他投射出了一个使自己迷失的精神分裂的世界，那就是荒谬的了；声称他是精神分裂症患者，因为那是唯一能让他逃避现实世界的强制手段，这也是错误的。实际上，当人与他的语言中发生的事无关时，当他无法在活动产出中识别人和现行的含义时，当经济和社会决定强迫他而他又无法在这个世界中找到自己的故乡时，那么他就活在一个令像精神分裂症这样的疾病形式成为可能的文化中。作为现实世界的外人，他被送回到一个任何客观性都无法保证的"私人世界"里；然而，因为服从于这个现实世界的强制，他感觉他所逃避的这个世界就像是一种命运。当代世界令精神分裂症成为可能，不是因为这个世界的事件使它变得无人性和抽象，而是因为我们的文化对这个世界做了这样一种解读，以至于人无法在这个世界中认识自己了。只有存在条件的现实冲突才能作为精神分裂的世界的各种反常结构模型。

总之，我们可以说，疾病的心理方面如无某种诡辩是不能被设想成自主的。当然，我们可以建立精神疾病与人的起源、与心理和个人的历史、与各种存在形式的位置关系。但是，如果我们不想求助于像心理结构发展，或本能理论，或存在人类学这样的神话解释的话，我们就不应该把疾病的这些不同面貌当成是它的本体形式。实际上，我们只能在历史中发现先验的具体东西，在那里，疾病带着它的各种可能性获得了它的必然形象。

结　论

　　我们特意没有涉及精神疾病的生理学和解剖病理学问题，也没有提到治愈方法的问题。这不是说心理病理学实际上或理论上独立于它们；近来对间脑中枢和它们对情感生活的调节作用的发现、从布洛伊尔（Joseph Breuer）和弗洛伊德的早期经验开始由精神分析策略的发展不断地带来的解释足以证明相反的事实。但是生理学和治疗学都无法成为那些令精神疾病得以解决或消除的观点。距贝勒（Antoine Laurent Bayle）发现全身瘫痪的特异损伤，并在全身瘫痪于症状学上的早期阶段中不断找到一种夸大型妄想已经快有 140 年了，我们还是不知道为什么伴随这种损伤的正是一种轻度躁狂性兴奋。如果精神分析治疗的成功与神经症的"真理"的更新是同一回事，那么精神分析治疗只是在它将这个真理卷入新的心理悲剧内部才能揭示。

因此，疯癫的各种心理方面不能在可能处在这些方面之外的解释或缩减原则的基础上被抑制，而是要把它们定位在西方人建立了快两个世纪的人与他自己的这种一般性关系之内。以最狭窄的角度看这个关系，它就是西方人在里面投入了一点惊讶、许多傲慢和大部分遗忘能力的心理学；以较宽泛的角度来看，它就是在知识的形式中负责掌握被削去了一切自我意识和一切可能的认知的讽刺且正面的内在真理的心理人的出现；最后，放在最广泛的层面上看，这就是人通过他自己就是真理的真理这个基本公设，来代替他与真理的关系。

作为一切可能的心理学基础的这个关系只能在我们文明

的一个具体时刻之上被定义：即理性和无理性的伟大对抗在自由的领域中停息，理性对人来说不再是一种伦理，甚至是一种属性的时刻。这样一来，疯癫就成了属性的属性，也就是说成了令属性错乱、将它束缚在自己的决定论中的过程；而自由也变成了属性的属性，不过是隐藏的灵魂，是在属性的无法错乱的本质意义上的。而人，他没有被放在精神失常的大分割前面和这个分割所建立的领域之中，而是在他自然存在的层面上变成了此与彼、疯癫与自由，以其在本质上的特权获得了作为属性的属性和真理的真理的权利。

有一个很好的理由能说明心理学永远也不能控制疯癫，那就是心理学只在疯癫被控制、已经被排斥出悲剧之后才成为了可能。当疯癫的迹象间断且喧闹地在奈瓦尔或阿尔托、尼采或罗素笔下重新出现的时候，面对这种向只因"心理学家"的存在而使当代人沉重地遗忘了的悲剧性撕裂和自由借来含义的语言，闭上嘴说不出话来的，正是心理学。

精神病学史大事年表

1793 年　皮内尔任比塞特精神病院主任医生。

1822 年　贝勒的论文，《精神疾病研究》（全身瘫痪的定义）。

1838 年　有关精神错乱者的法律出台。

1843 年　巴亚尔热（Jules Baillarger）创办了《医学心理学纪事》。

1884 年　杰克逊，《克鲁年讲座》。

1889 年　克雷佩林，《精神病学纲要》。

1890 年　马尼昂，《间歇性疯癫》。

1893 年　布洛伊尔和弗洛伊德，《癔症研究》。

1894 年　让内，《心理自动症》。

1909 年　弗洛伊德，《一个 5 岁男孩的恐惧症分析》。

1911 年　弗洛伊德，《对一个偏执狂案例自传式撰述的精神分析评注》。

1911 年　布洛伊勒，《早发性痴呆或精神分裂症群》。

1913 年　雅斯贝斯，《普通精神病理学》。

1921 年　弗洛伊德，《超越快乐原则》。

1926 年　巴甫洛夫（Ivan Pavlov），《关于大脑皮层的活动的课程》。

1928 年　莫纳科夫和穆尔格，《神经病学和精神病理学的生物学入门》。

1933 年　路德维希·宾斯万格，《论意念飘忽》。

1936 年　埃加斯·莫尼兹（Egas Moniz）施行了最早的几次前额叶白质切断术。

1938 年　切莱蒂（Ugo Cerletti）开始使用电休克疗法。

图书在版编目(CIP)数据

精神疾病与心理学/(法)米歇尔·福柯著;王杨译.
—上海:上海译文出版社,2016.8(2024.2重印)
(译文经典)
ISBN 978-7-5327-7299-5

Ⅰ.①精… Ⅱ.①米…②王… Ⅲ.①精神病—心理
学分析 Ⅳ.①R749

中国版本图书馆 CIP 数据核字(2016)第 152566 号

Maladie mentale et psychologie
by Michel FOUCAULT
Simplified Chinese edition copyright ⓒ 2016
by Shanghai Translation Publishing House
All rights reserved

图字:09-2005-627 号

精神疾病与心理学
〔法〕米歇尔·福柯 著 王杨 译
责任编辑/范炜炜 装帧设计/张志全工作室

上海译文出版社有限公司出版、发行
网址:www.yiwen.com.cn
201101 上海市闵行区号景路159弄B座
山东临沂新华印刷物流集团有限责任公司印刷

开本 787×1092 1/32 印张 5.25 插页 5 字数 54,000
2016 年 8 月第 1 版 2024 年 2 月第 10 次印刷
印数:22,001—25,000 册

ISBN 978-7-5327-7299-5/B·425
定价:38.00 元